阳气新论

林家坤 著

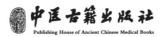

图书在版编目（CIP）数据

阳气新论 / 林家坤著 . — 北京：中医古籍出版社，2024.11

ISBN 978-7-5152-2803-7

Ⅰ.①阳… Ⅱ.①林… Ⅲ.①《伤寒论》—研究 Ⅳ.① R222.29

中国国家版本馆 CIP 数据核字（2024）第 009740 号

阳气新论

林家坤　著

责任编辑	张　磊　于　佳
封面设计	艺点锦秀
出版发行	中医古籍出版社
社　　址	北京市东城区东直门内南小街 16 号（100700）
电　　话	010-64089446（总编室）010-64002949（发行部）
网　　址	www.zhongyiguji.com.cn
印　　刷	廊坊市鸿煊印刷有限公司
开　　本	710mm×1000mm　1/16
印　　张	15
字　　数	223 千字
版　　次	2024 年 11 月第 1 版　2024 年 11 月第 1 次印刷
书　　号	ISBN 978-7-5152-2803-7
定　　价	68.00 元

FOREWORD 前 言

嗟乎,阳气者,纵观古今先贤医家无人道尽其真。余行医三十余载,问道仲景先师,先师所著亦未曾明道也!

今世人之作息饮食,甚异于古人。作息无度,饮食不节,但求口腹之欲,不思精神内守。人之阳气,耗散更甚于纳度,以致百病丛生。然,阳气为何?度量如何?

先贤论道,阳气可意会,无象,无数,不可测;今愚以为,阳气细胞一论,象数皆备,可试为一用。夫阳气细胞为何?愚见其为一也,即为本始,即为种子。《道德经》谓:"道生一,一生二,二生三,三生万物。"种子初萌,化为阴阳。阳者,名曰阳气也;阴者,名曰阴精、血液、津液也。阴阳和合,万物生焉。其阴阳之玄机,如太极图见之,鱼眼者,承其道法自然之精微,上可达于天,中可及于人,下可通于地,其灵兮,其神兮,其妙兮!

古人之寿,七十已属古稀;今平均寿命皆胜古人。然,当今病属湿痰虚瘀者甚,较之古人,有过之而无不及矣。此之为何?吾道是其一,今人寿于古人;其二,皆因阳气早衰矣。故吾今所著《阳气新论》,为余平生行医之所感,但求为当世立一新法耳。

林家坤　壬寅年仲春

CONTENTS ☯ 目　录

1. 象思维与阳气 …………………………………………… 1
2. 我是怎么看待阳气与象数、形神之间的关系 …………… 4
3. 藏象的实质是阳气 ……………………………………… 7
4. 何谓阳气？ ……………………………………………… 9
5. 阳气的重要性 …………………………………………… 12
6. 阳气的作用 ……………………………………………… 13
7. 阳气的突围（图腾）…………………………………… 15
8. 阳气的生成 ……………………………………………… 17
9. 阳气的运动 ……………………………………………… 19
10. 阳气与道 ………………………………………………… 22
11. 阳主阴从 ………………………………………………… 24
12. 阳化气，阴成形 ………………………………………… 26
13. 快乐的阳气 ……………………………………………… 28
14. 阳气的寿命 ……………………………………………… 30
15. 阳气足的特征 …………………………………………… 32
16. 三阳三阴从阳解 ………………………………………… 34
17. 阳气的变化可以从气口反映 …………………………… 37
18. 阳气与五脏六腑之间的关系 …………………………… 39
19. 心为阳气之大主 ………………………………………… 41
20. 肾是固密阳气的重要器官 ……………………………… 42

21. 肝肺圆圈维护阳气的运动变化秩序 … 44
22. 三焦是阳气运行的大通道 … 46
23. 脾胃的运化情况，决定着阳气是否充沛 … 48
24. 天癸是阳气的组成部分 … 49
25. 经络是阳气运行的轨迹和路线 … 51
26. 腧穴是阳气病变的反应点 … 53
27. 阳气在体表有三层 … 55
28. 体表三层的阳气怎样补？ … 57
29. 头为诸阳之会 … 60
30. 一个诸阳之会，能够通天的要穴——百会穴 … 62
31. 督脉为阳脉之海，总督阳气 … 64
32. 四肢者，诸阳之本也 … 67
33. 阳气的昼夜运行规律 … 69
34. 阳气的四时运行规律 … 72
35. 人，实质上就是一团阳气 … 74
36. 阳气在体内有三把火 … 76
37. 命门主持调节人体阳气 … 79
38. 阳气在中医学中的说法 … 81
39. 随呼吸在人体体表三层运行的阳气——五十而复大会 … 83
40. 人体阳气的最佳状态——少火生气 … 85
41. 阳气在预防疫疠中的作用 … 87
42. 五行是五种阳气物质的运动变化 … 89
43. 阳气的病理机制 … 91
44. 百病皆生于气也 … 94
45. 饮食不当，是损伤人体阳气的第一因素 … 97
46. 风邪损伤阳气的特点 … 100
47. 寒邪损伤阳气的特点 … 102
48. 暑邪损伤阳气的特点 … 104
49. 湿邪损伤阳气的特点 … 106

50. 燥邪损伤阳气的特点 ………………………………………… 108
51. 火邪损伤阳气的特点 ………………………………………… 110
52. 病机十九条从阳气解 ………………………………………… 112
53. 七情内伤阳气的特点 ………………………………………… 118
54. 劳倦内伤阳气 ………………………………………………… 121
55. 阳气与水的关系 ……………………………………………… 123
56. 血瘀的根本在于阳气 ………………………………………… 126
57. "阳气来复"是中医判断疾病预后的重要指标 ……………… 128
58. 阳气细胞论 …………………………………………………… 130
59. 论阳气学说需要注意的几个问题 …………………………… 132
60. 阴阳一体的阳气细胞就像种植在人体内的一颗颗种子 …… 136
61. 阴阳一体的阳气细胞 ………………………………………… 138
62. 阳气细胞学 …………………………………………………… 140
63. 阳气细胞结构组成成分——阳气主体成分探讨 …………… 143
64. 阳气细胞内道物质的自然性 ………………………………… 146
65. 阳气细胞内德物质的修炼性 ………………………………… 148
66. 阳气细胞内道物质、德物质的缺失，是导致疾病的主要原因 …… 154
67. 中医心学与阳气细胞 ………………………………………… 157
68. 怎样去破解阳气细胞之谜？ ………………………………… 160
69. 宣通玄府阳气的神方——防风通圣散 ……………………… 163
70. 从半夏秫米汤治失眠，谈谈阳不入阴 ……………………… 166
71. 剖析肾气丸的药物组成，分析阳气结构的组成成分 ……… 170
72. 大补天癸的龟龄集 …………………………………………… 172
73. 恢复肝肺圆圈功能的好方——血府逐瘀汤 ………………… 174
74. 六腑阳气以通为顺，大黄通六腑阳气厥功至伟 …………… 176
75. 五脏以守为补，附子护五脏阳气周全 ……………………… 178
76. 残阳如血，人参如虹 ………………………………………… 181
77. 肉桂能使少火生气化血糖 …………………………………… 183
78. 僵蚕、蝉衣轻解阳气怫郁 …………………………………… 186

79. 善补阳气细胞的熟地黄 ·············· 189

80. 善补阳气细胞的肉苁蓉 ·············· 191

81. 甘草的运用观，决定了学术思想取向 ·············· 193

82. 从治阳痿看国人对阳气概念认识的局限 ·············· 196

83. 从阳气结构解析癌症的生成 ·············· 198

84. 清阳理论 ·············· 202

85. 纯阳观念 ·············· 204

86. 扶阳学派 ·············· 207

87. 阳气与人体气场 ·············· 209

88. 阳气与暗物质 ·············· 212

89. 阳气与神 ·············· 214

90. 风药升阳 ·············· 217

91. 柔剂养阳 ·············· 220

92. 刚剂宣阳 ·············· 222

93. 淡味通阳 ·············· 224

94. 虫体补阳、虫性行阳的虫类药 ·············· 226

95. 人体生理病理的所有秘密都在阳气上 ·············· 229

后记 ·············· 232

1. 象思维与阳气

中国人一切的学问都在研究"象",其思维就是象思维,最小的象叫"几",最大的象、包罗一切的象叫"天",最小和最大的象的组合叫"太极"(其小无内,其大无外)。

关于研究"象"的书和关于"象"的逻辑,分别叫《易经》和《道德经》,《易经》中的各种范畴叫"卦",《道德经》中的逻辑叫"道"。

当然也有用"象"来治病的书,叫《黄帝内经》。岐黄之术的辨证施治就是靠对"象"的综合"证候"的观察,对所谓的"四诊八纲"的运用。

中国人的具象思维,实际就是舍弃语言的感觉思维,分三个层次:一,直接的感觉,感觉到什么是什么;二,感觉的组合,就是直观;三,感觉的对比,如上、下、左、右、高、矮、胖、瘦、温、凉、寒、热、阴、阳、表、里、寒、热、虚、实、有、无,这是最高的中国学问了。

看看《道德经》第二章:

"天下皆知美之为美,斯恶矣;皆知善之为善,斯不善已。故有无相生,难易相成,长短相形,高下相倾,音声相和,前后相随。是以圣人处无为之事,行不言之教。万物作焉而不辞。生而不有,为而不恃,功成而弗居。夫唯弗居,是以不去。"

《道德经》就是具象思维的最高层次了。

阳气在人们的生活中,主要是比作温暖及生长之气,也指人的气色。更有作喜色喜气之说,也有比喻精神焕发、得意扬扬者。具体的出处如:

《管子·形势解》说"春者，阳气始上，故万物生"，《淮南子·天文训》说"阳气胜则散而为雨露，阴气胜则凝而为霜雪"，元代赵孟頫《题耕织》说"仲春冻初解，阳气方满盈"，茅盾《霜叶红似二月花》说"明亮的灯光洋溢在这小小的房间内，找不出半个阴森森的暗陬，精致而又舒服的陈设都像在放射温暖的阳气"，明代凌濛初《初刻拍案惊奇》卷十七说"小道摄召亡魂渡桥来相会，却是只好留一个亲人守着，人多了阳气盛，便不得来"，清代曹雪芹《红楼梦》第一〇二回说"想这许多妖怪在园里，还了得。头里人多阳气重，常来常往不打紧"，清代纪昀《阅微草堂笔记·滦阳消夏录二》说"其憧憧往来之鬼……遇人则避路，畏阳气也"，《文选·枚乘》说"然阳气见于眉宇之间，侵淫而上，几满大宅"，李善注《周书》言"民有五气，喜气内蓄，虽欲隐之，阳喜必见"。

又见李广田《花潮》谓："青年们穿得整整齐齐，干干净净，好像参加什么盛会，不少人已经穿上雪白的衬衫……东张张，西望望，既看花，又看人，阳气得很。"

又见沙汀《记贺龙》谓："他阳气地笑着，而他的神情、态度，更加使我深切地感觉到，他正是一个除开革命利益，什么也不在乎的人。"

由此可见，"阳气"在人们的日常生活中出现的频率很高，而且公认有那么一层意思。

正因为古人的思维是象思维，在两千五百多年前，人们还处在简单、纯朴的生活状态，先哲们会很自然地将观察到的生命现象与人体脏腑活动结合起来，通过用"阳气"来表述所观察到的象，才能更具说服力。这就是阳气学说产生的因由。阳气学说的产生，在当时可谓爆炸性的成果，不仅让人们认识到了疾病产生的原因，更对防治疾病具备指导意义，使中医能够代代相传，生生不息，为中华民族的繁衍生息立下了不朽功劳，至今仍有指导意义及现实意义。

囿于当时的科学技术水平，中医这门集传统文化之大成的学科，同样是建立在"虚中生万有"的"虚"的基础上。但中医用"阳气"作说理工具，又能做到虚中有实，在实践中信而有征，满足人们探秘心理，迎合了人们"眼见为实，耳听为虚"的世俗观念，破除了认识论上的一些局限，是一种深层次、高领域的生命医学实践。

中医按照"万物皆有气"的原理，着重对人体的阳气进行调整，使其恢复动态平衡，达到了治疗目的。中医这种撇开实体器官，不打开人体实体器官的研究，突出阳气为主线是人体生命奥妙的研究，不知比目前的科学研究要高明多少倍。

由于在历史记录中，中医学在研究五脏六腑时并未将虚的器官和实态的器官严格区别开来，而是一种虚实共论，这种共论使许多后世学者无法理解，譬如传统中医学里的三焦学说，其从何而来？特别是现代，随着科学知识的普及，西风东渐，人们基本上都以西医的解剖学认识先入为主，弃心用脑，眼亮却慧盲，难以理解中医学中的精髓。这都是在中医学中没有将阳气统一论述的结果。如果明确了中医学是重点阐述人体阳气的学问，那么许多问题就会迎刃而解，中医也会好学多了。

2. 我是怎么看待阳气与象数、形神之间的关系

象，本义是相似的意思，主要是表示形状、形象及象征的意思。中医秉承中国传统，将"对一切学问具象思维"引入医学领域里，对人体内在五脏六腑功能活动产生的"象"进行综合分析归纳，然后辨证施治。所以中医学也叫"象医学"。中医认为通过考察人体脏腑活动外部的征象，能推知其内部脏腑状况，即通过"象"所反映的藏在内部的脏腑信息来"以象测脏"。基于这种思维模式，中医把用这种方式研究人体脏腑组织器官的生理功能、病理变化及其相互关系的学说，命名为藏象学说，又名脏象学说。藏象学说是中医理论体系的核心、辨证论治的基础。藏象学说的最大特点是，藏象学说中的每一个脏腑，不仅是一个解剖学的脏器，更主要的是它代表着一个生理学功能单位。例如藏象学中的"心"与西医学的心脏名称相同，单从解剖学角度看，也大致相似，但从生理病理的概念看，却有较大的区别，它还包括循环系统和神经系统的部分功能，如"心主神明"，实际上还包含了大脑的功能。又如五脏中的"肾"，与西医解剖学名称相同，其功能除与尿液的生成和排泄有关之外，还包括了人体生长发育和生殖功能，与西医的泌尿、内分泌、生殖、免疫、造血等系统的功能有关。

中医把象学问移植到对人体的研究上，并创立了藏象学说，以当时的社会发展水平来看，不失为一个伟大创举，迄今仍有指导意义和应用价值。但随着时代的前进、科技的创新，特别是现代研究人的生命现象，西医已进入基因纳米层次，而传统中医仍然是在"象"的层面上进行挖掘，

不得不说已远远落后于时代了。

数，是数量、数目的意思，也是策略、规律、道理的意思。中医很早就把数量观念引进医学中，如"法于阴阳，和于术数"，强调数的重要性；同时在人体组织器官的测量之数、脉的至数、呼吸之数、营卫及血气运行度数等方面均有体现。更重要的是，当时的中医试图对阴阳进行数学定量，如《素问·阴阳离合论》说"阴阳者，数之可十，推之可百，数之可千，推之可万，万之大不可胜数……"，可惜这个阴阳定数只在三字上打转转，研究三阴三阳上成果斐然，再深入到百千万上，则真正是虚之又虚了。老祖宗们没办法，只能教到这里，剩下的则反复教育后人去悟、去修。中医本身就是建立在"象"这个虚感上，如果在"数"这个实上没有突破，那么中医可能永远只能是经验医或玄医了。

后世好事者，也可能认识到了中医这种数上的缺陷，试图将易经八卦引入到中医里，可能只是将卦理成功地做成了说理工具，如水火既济等等，至于复杂的卦数则始终未能融入中医学中，令人遗憾。

混沌科学认为，自然界的组织原则常以犬牙交错、缠结纷乱、劈裂破碎、扭曲断裂来形容，这种无序必须通过调整才能达到深层次的公理有序，而这种有序是通过"数"来度量的。中医几千年来，恰恰缺乏的就是"数"。譬如治肾炎，症状全好了，可蛋白尿仍未消失，现在能说痊愈吗？糖尿病、痛风、肿瘤等等，均是如此。

没有"数"上进步的中医，永远是有缺陷的中医！

形，即形状、实体。《素问·六微旨大论》说："故器者生化之宇，器散则分之，生化息矣。"这里的"器"指有形之体，生化则是人体阳气的作用，可见阳气的生化作用离不开有形之体。中医虽然重视"象"，但始终没有忽略形体和藏在身体内组织器官对人体生命活动的重要性。中医认为"有诸内必形诸外"，是脏腑决定"象"，不同的脏腑有不同的内在功能，同时有与之相应的外在表象。可见，形这个实体组织器官，是表现于外的一切生命现象的宅舍和载体。

人体正常生命活动的外在表现是什么？那就是精力充沛，反应灵敏，四肢活动正常。中医将其高度概括归纳为"神"，并说"得神者昌，失神者亡"，认为神是人体生命活动中的主宰。《灵枢·本神》说："故生之来，谓之精，两精相搏谓之神。"《素问·六节藏象论》指出："天食人以五气，地食人以五味。五气入鼻，藏于心肺，上使五色修明，音声能彰。五味入口，藏于肠胃，味有所藏，以养五气，气和而生，津液相成，神乃自生。"从经文中可以得知，神同阳气一样，来源于父母的先天之精，以及后天的饮食水谷和自然界的清新之气。神与阳气都是人体内在生命活动的外在表现，两者同源同象，没有本质上的区别。唯一不同的是，神又指人的精神活动，包括了意识思维和情志活动。可以说，形是阳气及神的载体，阳气是形和神的征象，神则是形和阳气的主宰。至于"象"，只能说从把"象学问"引进到中医学中作说理工具那刻起，则就完成了历史使命和任务，不必在中医学中出现和深入探索了。

　　唯一遗憾的是数学，古人没有穷究探源，其实古人对数的研究是毫不逊色同时代的科学家的。譬如风水术中的罗盘，围棋中的大样本数目，特别是祖冲之的圆周率概算，均有时代意义，而应用到中医学中则差强人意，不那么理想。在众说纷纭的中医学中，当前急需做的是返璞归真、剪去枝节，旗帜鲜明地突出中医就是研究阳气学说的，赶紧引入现代数学知识，将人体的阳气和神数量化，而非直观和模糊化，中医才能不再走歪路。否则，对一门学科没有数量化，做不到心中有数，无异于盲人摸象，只能跌跌撞撞，甚至鼻青脸肿，徒生哀叹。正因为中医学没有量化，使得每个中医师都在熬年龄、熬岁月，到老了，写一本某某老中医经验集，这么多朝代，这么多从事中医药工作的人，每个人都模糊地写一本经验集交差，那后世学者有什么时间去看？又有什么本事去鉴别优劣？我觉得时不待我，即使冒天下之大不韪，也要把中医学返源归真，与时俱进，才不至于被时代所弃。

3. 藏象的实质是阳气

同古代其他学科一样，中医学也是运用观察象的方法来作为认知事物的手段。《灵枢·刺节真邪》说："下有渐洳，上生苇蒲，此所以知形气之多少也。"是说下面有水湿的沼泽地，上面才能生长蒲草和芦苇，从它们是否茂盛，可想到水泽面积的多少及地下水土之肥瘠。说明事物的本质总是要通过一定的现象表现于外，而任何现象又都是从某一特定方面表现出事物的本质。中医在当时的历史条件下，运用有限的解剖方法来探索人体内在脏腑结构，发现并不能完全破解人体生命现象，遂结合脏腑功能，通过对活体生命现象的观察，来了解脏腑的生理功能和病理变化，并采取系统归类的方法，对应时令季节、居住方位等，形成了独具特色的认识人体生命本质的藏象学说。如《素问·六节藏象论》说得很清楚："帝曰：藏象如何？岐伯曰：心者，生之本，神之变也；其华在面，其充在血脉，为阳中之太阳，通于夏气。肺者，气之本，魄之处也；其华在毛，其充在皮，为阳中之太阴，通于秋气。肾者，主蛰，封藏之本，精之处也；其华在发，其充在骨，为阴中之少阴，通于冬气。肝者，罢极之本，魂之居也；其华在爪，其充在筋，以生血气，其味酸，其色苍，此为阳中之少阳，通于春气。"从而客观地指出了人体内部脏腑的生理活动反映于人体外部的征象，并依据人体内部脏腑功能变化征象推断其病理变化，作为辨证施治的依据。藏象学说的产生，无疑丰富和充实了中医基础理论，形成了独具特色的人体生命学，迄今仍有指导意义和现实价值，使中医成功地将古代哲学的整体思维体系应用到了研究人体和疾病。

但是，人体是一个开放的、复杂的巨大系统，人的生命无价又无常，人的生命现象有表现为一般规律而有迹可循的，也有纷乱复杂而不可思议的；有常态稳态，也有异态动态。特别是人的生命活动并不是严格地按照藏象学说来表现出来。随着时间的推移，对于人体和疾病发生发展，逐渐产生了很多认识人体生理病理的医学观点，如脏腑学说、六经学说、三焦学说、营卫学说、脾胃学说、气血学说、八纲学说，甚至命门学说等等，不一而足，这些学说虽然补充完善发展了藏象学说，但是根基未动，仍然脱离不了藏象学说的束缚。这里，就有一个问题需要解决，那就是藏象学说为中医认识人体生命现象提供了一个解决一般问题的合理框架，那么这个框架到底是什么物质在起中介调节指挥作用的呢？只有捕捉到这个物质，许多人体的生理病理现象才能得到合理解释与突破。其实，在回答这个问题的时候，只要细细研读《素问·六节藏象论》中的话，先哲们把所有的藏象都归纳为阳中之太阳或阴中之太阴，甚至阴中之少阴或阳中之少阳，用阴阳说事，又脱离简单的阴阳分类，模糊地告诉我们，阳主动，阴主静，阳在外，阴在内。穷其根本，人体所有生命现象，原来都是阳气这个好动分子在起作用，观察到了阳气的状态，就观察到人体所有生命现象和病理变化，原来藏象学说的实质就是阳气啊！认识到这一点，到了东汉末年出了一个医圣，就是张仲景，他把阳气定义为"阴阳会通，玄冥幽微，变化难极"，所著《伤寒杂病论》中突出"重阳""崇阳"观点，用阳气取代象说，用阳气作为说理工具，用阳气作为是否取效的疗效判断标准，使后学者信而有征、删繁就简、去伪存真，极大地提高了中医治疗疗效，制定了中医治疗标准，确立了中医诊断规范，迄今仍是中医界的"圣经"。

4. 何谓阳气？

阳气是什么？换句话说，什么叫作阳气？

对这句话的回答，主要有以下几种。

有说，阳气是受于父母的先天之气和后天的呼吸之气及脾胃运化而来的水谷之气结合而成的。它具有温养全身组织，维护脏腑功能的作用。

也有说，就功能与形态来说，阳气指功能；就脏腑机能来说，指六腑之气；就营卫之气来说，指卫气；就运动的方向和性质来说，则行于外表的、向上的、亢盛的、强的、轻清的为阳气。

还有说，阳气是人体物质代谢和生理功能的原动力，是人体生殖、生长、发育、衰老和死亡的决定因素。人的正常生存需要阳气支持，所谓"得阳者生，失阳者死"。

更有说，从狭义上可以理解为气温向上的意思，广义就是讲天地间的生发生长的力量向外萌发的意思。

有的干脆按照《黄帝内经》意思直说，阳气者，若天与日，失其所则折寿而不彰，故天运当以日光明。人身阳气，就像天上的太阳，万物生长靠太阳……

有人说，阳气为一身之本，只求阳气充裕流畅，则万病不生。如李可在第一届扶阳论坛上讲过一句话："世界上的一切疾病都是本气致病，人身五脏六腑、四肢百骸、五体九窍凡一处阳气不到便是病。"

有从传统文化角度，即"一阴一阳谓之道"的角度看。古籍中记载："形而上者谓之道，形而下者谓之器。"形而上是指我们用肉眼看不到的，但能感知到存在的东西，就是道的范畴。阳气是一种无形的力量，能够控制有形的机体发生变化，属于一种道。"形而下者谓之器"，这个器是什么呢？是器皿。器皿就是我们现在所看到的桌子、椅子、碗、筷子等，这些东西都属于形而下者。我们有形的身体也属于"形而下"。中医讲的阳气，就是指我们的思想、我们的精神。

更有深层次从《周易》中看者，以为命门火即是人体阳气。理由是命门火是我们人身先天的先天。我们讲肾为先天，但真正的先天是命门火，肾都是命门火的后天。人无后天而不立，无先天而不生，肾是先天之本，命门火是先天的先天，它是先生而生的，是与生俱来的。从人体胎儿的形成，最初的动力是什么？是命门火，也就是人类生命的来源。《黄帝内经》中说阳气若天与日，这里将命门火说成是先天的先天、生命的来源，意思已经明确地认为阳气就是命门火了。

还有从内证下观察到的阳气，它的形态和样子是多种多样的，是复杂的，有气光态、球态等。虽然现在不能够确切描述，但将来一定能够用科学语言进行表述，像看电视一样去看活生生、亮晶晶的阳气。

综上所述，在几千年的中医文化中，阴是指人的身体，阳气则是指人体脏腑功能活动产生的能量征象。人的一生就是一个阳气衰减的过程。古人云："有形之躯壳，皆是一团死机，全赖这一团真气运用于中，而死机遂转成生机""人身立命就是一个火字""真气命根也，火种也""人活一口气，即此真气也。"

阳气就是真气，储藏在肾里，也就是我们所说的元气，常说的元气大伤，即是伤了阳气。《黄帝内经》中讲阳化气，阴成形，即阳化成身体所需要的能量，阴形成看得见、摸得着的身体。如果身体没有了阳气，就成了一幅空的躯壳，就会死亡。所以《素问》说："阳者卫外而为固也。"就是指人体有抵御外邪的能力，这种能力就是阳气。

古人把阳气比作天空与太阳的关系，如果天空没有太阳，那么大地都是黑暗不明的，万物也不能生长。所以天地的运行必须要有太阳。而人身的阳气要调和才能巩固它的防护功能，不然就会招致病邪的侵入。所以，养护阳气是养生治病之本。

人的生长壮老，皆由阳气为之主。精血津液之生成，皆由阳气为之化。阳强则寿，阳衰则夭，所以，阳气决定生长。

阳气到底是什么？

首先我们应先知道何为气，气是构成世界物质的本源，人体的气充斥于全身无处不在，按分布及特点不同可分为元气、宗气、营气、卫气、中气，按脏腑功能不同可分为肺气、心气、肝气、脾气、肾气等，这些统称为阳气。

阳气是生命之气，循行需要遵守自然规律——阳气春生夏长、秋收冬藏，在人体内也一样遵行春夏主生长、秋冬主收藏规律。

阳气几乎人尽皆知。

其实阳气是一个合成词，包含了阳和气两种概念，其中气是人体的重要组成部分，激发和调控人体生命活动的动力源泉，感受和传递各种生命信息的载体；而阳则是气的运动状态，代表着温煦、推动、兴奋、升发。

自然界中的"人气"是由先天之精化生并与吸进的自然界清气结合而形成，阳气是"人气"中代表推动、火热及升发部分，与之相对应的是代表凉润、宁静、抑制的阴气；两者交感和合，协调共济，形成气机通畅的活动着的生命。

人体作为一个机体，鲜活、创造、积极向上是生命力的表现，与阳气的性质相一致，二者一般常作同一类概念出现，因此阳气被中医称之为"生命之气"。

5. 阳气的重要性

阳气好像人体身上的一团火，为动力活力的源泉，如同天上的太阳，有太阳，地球上才会有生命，万物生生不息。

人的一生，就是阳气兴盛衰退的一个过程。阳气是一个人健康的根本。

有句话，我们每个人都听说过，那就是"人活一口气"。这句不单是个人的"面子"问题，这口气其实就是我们生命力存在的根本，这口气我们叫作"阳气"。阳气是中医通过高度概括而抽象出的一个概念。阳气，虽然我们看不到、摸不着，但却是实实在在存在的。中医很多概念是完全"形而上"的，即虚的基础上，是抽象的，就其本身而言是没有实实在在的单一实质的，但又是建立在很多不同层次的实质现象的基础上的，所以形而上的抽象概念在实实在在的物质世界里又可以找到它的影子，而且这样的影子还可以很多，不止一个。阳气，就是一个这样的典型例子。人身上任何一个实质组成部分都不能囊括其全部内涵，但人整体表现出来的活力，各脏器四肢百骸，也就是西医所说的组织、器官、细胞等行使各自功能的能力都是阳气的外在表现。

6.阳气的作用

正常人体的阳气是充斥于全身，无处不在的。阳气是人体生殖、生长、发育、衰老和死亡的决定因素。

在中医里，阴是指人的有形之躯体，包括血、肉、骨、筋、津液等有形物质，统称阴精。阳是指人体内运行的各种气，统称阳气。俗称的"火力不足"或"底火不足"，指的就是阳气不足，至于"火力全开"或"火力十足"，则说的是阳气大旺。

阳气有营养、温煦、气化、推动、防御、固摄等作用。阳气能够温养全身脏腑组织、筋骨经脉，促进吸收和新陈代谢的功能，以达到保护身体、抵御外邪的作用。《难经》说："气主煦之""气者，人之根本也。"《类经》说："人之有生，全赖此气。"即是此意。

阳气就像太阳一样，太阳出来暖洋洋，人有阳气也才能使身体暖暖和和、四肢皮肤温润滑腻，充满活力。人只有充沛的阳气才能够精神焕发，生机勃勃，身手敏捷，孔武强壮。《黄帝内经》将阳气的这种温养功能高度概括为"阳气者，精则养神，柔则养筋"。反之，阳气出现问题，人就会成天精神萎靡不振，说话、走路、吃饭、睡觉等日常生活都成问题。人是由很多组织器官构成的，我们能活着就是靠这些组织器官发挥着正常的生理功能。那组织器官的功能又是靠什么来实现的呢？靠的是阳气的营养温煦和推动作用。

阳气有使物质发生变化的作用，简称气化。在自然界最直观的例子就是在太阳光的照射下，地上的水就会被蒸发成水蒸气，水蒸气聚在一起，会形成云雾，最后又可以变成雨下到地表上。在我们人体，阳气的气化作用与之类似，用现代的话说就是新陈代谢。人体新陈代谢靠阳气气化作用来维持，吃进去的东西、吸进去的氧气，在气化作用下变成可吸收利用的物质充养人体，同时分化出无用的代谢废物排出体外。《素问·阴阳应象大论》说"阳化气，阴成形"，就是对阳气气化功能的高度概括。清代名家喻嘉言深入领会这种意思，在《医门法律》中说："天积气耳，地积形耳，人气以成形耳。惟气以成形，气聚则形存，气散则形亡，气之关于形也，岂不巨哉！"

中医有很多概念很抽象，但又很容易从自然现象中形象地领会理解。中医常说阳气"若天与日"，古人没有望远镜，肉眼能看到的天其实有限，如大气层对我们地球生命起着十分重要的作用。一方面，有了大气层，外来的有害物质才不能够顺利地到达地球，例如紫外线在大气层就被吸收了大部分，要是没有这层大气，光是紫外线就能导致地球生命灭绝，这种作用就是防御。另一方面，大气层可以保护地球内部有用的物质不会随便流散，最典型的就是氧气、水分及热量，这种作用就是固摄。天人相应，人本身就是一个小宇宙。人身上的阳气就像大气层一样，对人体起着重要的保护作用，真正阳气旺而且卫外固摄功能好的人，是冬不怕冷，夏不怕热，精神焕发，充满活力的。

综上所述，阳气的营养、温煦、防御、气化和固摄作用，在人体生命活动中不可缺一，它们之间必须密切地协调配合，相互为用，才能维持正常生理状态。其中，阳气的推动、温煦和气化作用三者构成了人体生命活动的原动力，也就是阳气的运动及其变化是人体生命活动所需要的最基本的能量来源，也可以说，这就是阳气的营养作用。

7. 阳气的突围（图腾）

中医学对脏腑组织器官的命名，凡是显而易见的，均与西医解剖学的认识相同，如肺是呼吸系统的主要器官，心是循环系统的主要器官，胃肠是消化系统的主要器官。《类经》也记载了古人的解剖活动，并详细描述了脏腑的大小、坚脆，容量及血管的长短等，其中消化道与食管长度之比为 55.8∶1.6＝34.87∶1（《灵枢·肠胃》），同西医解剖学的 850∶25＝34∶1（《正常人体解剖学》）基本一致。说明中医学的形成是有坚实的解剖学基础的。但人体的生命活动形式及其结构，是非常复杂及难以掌握的，囿于当时的科技水平及历史条件，没有办法对隐秘的微观世界进行突破，至于朴素的直观的解剖办法更是无能为力，只好转而求助于阴阳理性思维，从而使中医学走上了阴阳气化的独特发展之路。

中国古代的天文、地理、历法、气象及数学知识是非常丰富多彩的，特别是先秦及春秋战国时期的诸子百家十分活跃，诸如道家、儒家、兵家、墨家、法家、名家、农家、阴阳五行家的学术思想及争鸣，对中医学术体系的形成做出了巨大的贡献。可以说，现在的中医学充分吸收了战国秦汉时期的哲学思想，吸收引进了阴阳、五行、精气之说，建立了独特的推理体系、理论模式和学术框架。《素问·气交变大论》谓："夫道者，上知天文，下知地理，中知人事，可以长久。"正因为中医学的形成主要是借鉴各学科的原理和方法，所以要求为医者必须上知天文，下晓地理，中熟社会人情，才能熟练运用中医药诊断治疗病人。

随着中医学的迅速发展，秦汉以降，特别是唐宋元明清以来，广大中医先辈们沿着阴阳理性思维越走越远，创立了元阳元阴、中气、命门、宗气、阴阳升降、营卫气血、精气神等诸多学说，丰富完善了对人体奥秘的认识及实践。但由于中医实践者每个人都是按照自己理解的理法方药去实战，属自发进行，并没有一个统一的诊疗标准，虽有长期的医疗实践观察及验证，但因人而异，特别是各人的阴阳理性思维水平参差不一，虽形成了许多学术流派，表面上看丰富多彩，实际上各有托词，有些则经不起重复，徒给后人增加难度。特别是现代，中医基础教育中，仿西医学将藏象改为脏腑，将精气神与脏腑分设，气血津液独立成章，本来就是一个以整体观念取胜的体系，却支离破碎，以致中医给人一种感觉：中医的药还可以用，至于中医的理论全是胡说八道，没有存在的必要。看秦汉时中医之辉煌，观今时中医理性思维之凋零，特别是今之中医工作者，教学的不搞临床，临床的瞧不起教学的，冷静地坐下来，掩卷而思，徒增悲叹。

中医学现在已到了亟需回归、正本清源的关键时期。既然春秋战国秦汉时期是中医学最鼎盛时期，《黄帝内经》《伤寒杂病论》是公认的中医经典，那么我们今天完全有必要面对现实，用那个时期的中医本原思维给后世中医做个了断，迅速与当代高科技接轨，将现代的高科技成果融进古老的中医内，建立一个全新的医学模式。要理清有数千年历史的中医，首先必须中医理清中医，统一标准。中医最混乱、最容易使人走入歧途的就是气学，各自为战，各有说辞，各成各派，实际上都是出在对"气"的说法不一上。既然以《黄帝内经》为标准，经文中"阳气者，若天与日，失其所折寿而不彰"这句话难道还不振聋发聩？还不能一语振醒梦中人吗？又有《伤寒杂病论》"重阳""崇阳"思想作后盾，难道还不能够用"阳气"去统一各类气学门派吗？所以说，阳气急需突破，急需突围，用阳气去统一气学，然后集中精力，将注意力全部放在对阳气的实质、阳气的成分、阳气的运动变化、阳气的功能研究上，阳气研究之发展才意味着中医的发展。

8. 阳气的生成

阳气的来源有三：一为先天，来自父母的先天之精气；二为后天，主要是从饮食物中吸收的营养物质（即水谷之精气，简称"谷气"）转化而来；三是自然，即呼吸存在于自然界的清气。通过肺、脾胃和肾等脏器生理功能的综合作用，将三者结合起来而生成阳气。

对阳气的生成，中医认为除与先天禀赋强弱、后天饮食营养条件以及自然界环境好坏等状况有关外，均与肾、脾胃、肺的生理功能密切相关。肾、脾胃、肺等生理功能正常并保持平衡，人体的阳气才能充沛。其中，在阳气的生成过程中，尤其强调脾胃的运化功能。因为人在出生后，必须依赖食物的营养才能维持生命活动，而机体从食物中摄取营养物质，又完全依赖脾胃的受纳和运化功能，才能对食物进行消化吸收，把其中营养物质转化为水谷精气。先天之精气，必须依赖于水谷精气的充养，才能发挥其生理效应。所以《灵枢·营卫生会》曰："人受气于谷。"《灵枢·五味》曰："故谷不入半日则气衰，一日则气少矣。"

其实，阳气的生成与人体五脏六腑、四肢百骸、筋骨经脉均密切相关。试想，如果屏住呼吸或肺功能受损，生命都不会存在了，又怎么能奢谈阳气呢？再如大肠、膀胱堵塞，二便不通，阳气如何再生？等等。所以阳气的生成是人体各器官组织的协调平衡的结果，不是某一个脏器所能独立完成的。

更有用现代生物化学和人体生理代谢研究人体阳气生成的原理，认为阳气是机体脏腑生理功能过程中所产生的热能在运动过程中对人体体液的温煦蒸腾作用所产生的气化物。此说虽像但神不似,因为中医论脏腑非西医所论脏腑,就像登山者从喜马拉雅山北坡和从南坡登顶,完全不是一条路。

9. 阳气的运动

人体的阳气,是不断运动着的具有很强活力的精微物质,它流行于全身的脏腑、经络、形体、诸窍,无处不在。

阳气的运动形式,可归纳为升、降、出、入四种基本运动形式。所谓升,指阳气由下而上的运行;降,是指阳气自上而下的运行;出,是指阳气由内向外(即离心方向)的运行;入,是指阳气由外向内(即向心方向)的运行。阳气的升降出入运动多种多样。阳气是脏腑功能的产物,所以阳气在体内的存在,一是依附于血津液等载体,二是体现于脏腑经络等组织器官的生理活动。

《黄帝内经》对人体阳气运行规律有过详细的阐述,现摘录一二于下。《灵枢·营卫生会》曰:"卫气行于阴二十五度,分为昼夜,故气至阳而起,至阴而止。故曰日中而阳隆为重阳,夜半而阴隆为重阴。故太阴主内,太阳主外,各行二十五度分为昼夜。夜半为阴隆,夜半后而为阴衰,平旦阴尽而阳受气矣。日中而阳隆,日西而阳衰,日入阳尽而阴受气矣。夜半而大会,万民皆卧,命曰合阴,平旦阴尽而阳受气,如是无已,与天地同纪。"

《灵枢·邪客》曰:"卫气者,出其悍气之慓疾,而先行于四末分肉皮肤之间而不休者也。昼日行于阳,夜行于阴,常从足少阴之分间,行于五脏六腑。今厥气客于五脏六腑,则卫气独卫其外,行于阳,不得入于阴。行于阳则阳气盛,阳气盛则阳跷陷,不得入于阴,阴虚,故目不瞑。"

《素问·生气通天论》曰:"故阳气者,一日而主外。平旦人气生,日中而阳气隆，日西而阳气已虚，气门乃闭。是故暮而收拒，无扰筋骨，无见雾露，反此三时，形乃困薄。"是说阳气作为一种物质，遵循着自己的运动规律，正如太阳的东升西降一般，自然界中阳气升降也是人体阳气动力之所在。阳气随着太阳的升起而布散到地面上，中午的时候太阳位置最高，布散的面积最大；随着时间向下午推移，布散的面积又逐渐减少，到傍晚日落时，阳气开始向地下潜藏，到夜半时最弱。同样，人体的阳气也存在日出、日中、日入、夜半的规律，和自然界其他万物一样，随着太阳东升西降而动，每日日出而作，日落而息。所以我们应该在旭日初升时起床，在太阳落山时减少自己的户外活动。如果不能按照这种规律去生活劳作，就会对自身的阳气产生影响，从而折寿。

每个人的阳气的总量是相对稳定的，白天出于体表而主动，晚上入于五脏而主静。所以白天人的精力总是很旺盛而好动；入夜后，阳气入于五脏，四肢阳气较少，所以人晚上的运动功能减弱，阳气进到五脏，就能让人进入甜蜜的梦乡。如果太阳落山后因大量运动导致阳气不能进入五脏，浮动于外，夜间就会出现失眠、多梦等症状，夜间耗损了阳气，白天阳气相对减弱，则会出现精神困倦，这种情况的发生与阳气的运动规律有关。

在冬季，我国北方的许多大城市主要是采取集中供热的取暖方式。首先从锅炉加压外送的热水输送到管道的入水管，循环后热水从出水管流出，在有效时间内最终回到锅炉，以维持水温的足够热度和出入平衡，通过压力自然循环。如果有人从暖气管里私自放水，就会影响整个系统的水压，那么回到锅炉里的水就会减少，循环速度减慢，回流时间延长，导致水温不足，供暖效果变差。对于人体也是一样，如果阳气一直在四肢（管道），而不回到五脏（锅炉），就如同又要马儿跑，又要马儿不吃草一样，阳气将日渐衰弱，功能不能匹配人体所需，这种情况一日两日、一月两月或许没有关系，但时间一长，就可能造成夜间睡眠不佳、白昼精神疲惫等阳气失常的病证。

人体阳气的升降出入运动，决定了人体的生命活动，升降出入息，则人的生命活动止。阳气的升降出入是五脏六腑功能变化的具体体现，是脏与脏、腑与腑、脏与腑之间互相协调机制的综合反映。所以《素问·六微旨大论》说:"出入废则神机化灭,升降息则气立孤危。"阳气运动失常,不及或太过,当升反降,当降反升,气机反作,则会出现虚、实、郁、结、逆、陷、脱等方方面面的阳气运动问题。本人总结张仲景治疗阳气病变的《张仲景治阳三十六法钩玄》一书中,就提出了治疗阳气病变的三十六种方法,认为阳气失调是脏腑发病的重要病理环节。

10. 阳气与道

古代中医对人体生命活动的研究所采用的认识论和治疗疾病所使用的方法论，主要来源于老子《道德经》。《道德经》第二十一章说："道之为物，惟恍惟惚。惚兮恍兮，其中有象；恍兮惚兮，其中有物；窈兮冥兮，其中有精；其精甚真，其中有信。"

老子提出的道，是一种哲学范畴，既是指宇宙的本原，又可以指事物的普遍规律，以及每一门学科的最高法则。根据我的理解，这段话的意思是：道这个东西，是混沌模糊的，它的内部，有形象，有物质，从外面观察，似乎能看清楚，却又看不真切，难以把握。在它的幽暗深处，藏着精气，这种精气是切切实实存在的，是十分真实的，而且有信息从内向外传递出来。这段文字，南怀瑾先生主张一口气念下来，不可间断，这样味道才够，才能体会个中的微妙之处。这段话实际上确实很流畅，从字面上并不难以理解。老子认为从外面看不真切的是象和物，因为形象与物质是静态的；能够感觉到的是精，这个精，指的是精灵、精华之意，不可测量、不可捉摸的精神之精、精气之精，而体内的信息是靠精气的流动传递出来的。

其实，仔细琢磨一下，这不正是概括了人体生命活动这个复杂体系所具有的模糊性，不可直观的特点吗？在老子的《道德经》看来是"道"这个东西，但移植到中医学中，这个东西就是阳气啊。阳气是人体脏腑功能活动表现在外的象，惚兮恍兮；产生阳气又是在内的实实在在的脏腑，恍兮惚兮；阳气在体内流动，循环往复，周而复始，窈兮冥兮；阳气的流动又时时将体内脏腑功能活动的正常与否的信息不时地递送到人体外表，其精甚真。这不正是说明阳气就是中医研究人体生理病理的方法吗？在中医学看来，阳气即道，道即阳气。只有通过研究人体阳气，有阳则生，无阳则死，才能走上正确继承发展中医的正道。

11. 阳主阴从

"阳主阴从"这个观点，是成都中医药大学卢崇汉先生在研究火神派医家郑钦安《医理真传》《医法圆通》《伤寒恒论》等著述，结合卢铸之、卢永定先生近两百年的实践，大剂量使用附子、干姜、肉桂的基础上，认为人体中的阳气是人体生命活动的真正的源动力，进而在1974年、1975年提出的。卢崇汉先生提出"阳主阴从"观点的基础是在大量临床实践基础上，结合郑钦安《医理真传》所说"医学一途，不难于用药，而难于识症，亦不难于识症，而难于识阴阳"而提出。世人难以明白仲景垂法立方的至理，是因为没有明白阴阳的至理之故。如果能明白阴阳的至理，就能够明白仲景垂法立方的本义。

"阳主阴从"观点认为人体生命能够生存依靠的就是阳气。人体各个脏腑、组织器官的一切生理活动，以及精气血津液等的化生运行，实际上离不开阳气的温煦推动、固摄气化的能力。阳气的盛衰是关系到我们整个机体生命的强弱与存亡。从病理角度看，在病变的过程中，矛盾的主要方面就是阳气这个问题，也就是我们生理状态下阳主阴从的关系遭到了破坏，这就是疾病发生的关键点。临床上主张以扶阳为主导治之。

阳主阴从观点甫提出，同样也在中国传统文化理论中找依据。一是从《周易》中找。《周易》曰："大哉乾元，万物质始，乃统天……至哉坤元，万物质生，乃顺承天。"乾为阳，坤属阴，统天和顺承天，《周易》重阳思想一看便知。二是从《道德经》中找。《道德经》云："道生一，一生二，二生三，三生万物""人法地，地法天，天法道，道法自然""道可道，非常道；名可名，非常名；无名，天地之始；有名，万物之母；常无欲以观其妙，常有欲以观其徼；两者同出而异名，同谓之玄。玄之又玄，是谓道纪。"字里行间，一为阳，二属阴，而一能二；天为阳，地属阴，而地是要法天的；无为阳，有属阴，无中可生有，阐述了以无为主，无有相对平衡的玄（即对立统一律）。通过以上分析不难发现，在《道德经》中始终蕴藏着"阳主阴从"思想。三是从《类经》中找。《类经》谓："阳气者，若天与日，失其所折寿而不彰，故天运当以日光明""凡阴阳之要，阳密乃固""阳生阴长，阳杀阴藏。"可见，《类经》认为阴不离阳，阳不离阴时，始终强调阳是在这一动态平衡系统中起统帅作用的。四是从《伤寒论》中找。凡涉及汗吐下等有伤阳气之法时，仲景一再嘱咐得汗、吐下后，止服，不必尽剂。一百一十三方中，运用附桂姜的方剂将近七十方，序言中也明确提到伤寒者十居其七。医圣的用意已经十分明显，就是在绝大多数理法方药中，一定要紧紧牢记扶助阳气，不要妄加伤阳这一宗旨。

其实，在现实生活中，我们也比较好理解阳主阴从观点。譬如万物生长靠什么？靠的是太阳。汽车能跑靠什么？靠的是能量燃烧。人体能存活靠的是什么？靠的是食物提供能量。所以，世上所有活的东西，即所谓"活物"，必须有推动力量，也就是阳气。阳气是物之所以能活的动力保证，没有它（阳气），任你用多少"高级营养品"来堆积，全是一堆死物（死阴）。阳气虽然在人体生命活动中占主导地位，但阳主阴从说并没有否定阴的存在。独阴不生，孤阳不长。"从"是一个动词，表明了阴阳是一对运动关系，在这对关系中，自然不能缺少任何一方，这是从存在的层面来理解。而主与从，是这两者各自表达运动关系的属性，是有各自的本性的。阳的本性是主动的，是事物得以运动的原因，阴的本性是被动的，你不推它就不动，故曰从。尽管世界万物数不胜数，但是，他们只有两种属性，那就是阴和阳。万物何以运动变化？因为有躁动不安的阳气，只有它才是运动变化的原动力。何谓生？从不能动到能动称为生。何谓死？从能动到不能动称为死。如何才能生？有阳气则能动，能动则能生。如何才会死？无阳气则不能动，不能动就是死。在一事物中，主动者为阳，被动者为阴，故阳主阴从。

12. 阳化气，阴成形

"阳化气，阴成形"，语出《素问·阴阳应象大论》。阳主动，主散，化气作用是阳的特性；阴主静，主凝，成形作用是阴的特性。阳化气，阴成形，是自然万物生化及人体物质代谢的基本活动形式。

"阳动而散，故化气；阴静而凝，故成形"，《类经》用此理论诠释自然现象和人体生理病理。

"清阳为天，浊阴为地。地气上为云，天气下为雨，雨出地气，云出天气。"天气虽属阳，但要通过阴寒的凝结作用才能下降为雨；地气虽属阴，但要经过阳热的蒸腾作用才能上升为云。自然界化云成雨的过程离不开阳化气、阴成形的作用。生活中我们知道，水蒸气如果遇到冷的东西，就会凝结成水珠。从无形的气到有形的水珠，这就是阴成形。它需要两个条件，一是无形的气，二是具备阴寒的媒体。比如，在煮水的锅内，水蒸气只能在锅盖上形成水珠，而由于锅底以及侧面太热，阳气太旺，就不能形成水珠。再看豆腐的制作，黄豆做成豆浆，煮沸后并不成形，要想变成豆腐，必须点卤。点卤就是加盐卤或石膏水。盐卤和石膏水都是阴寒之物，于是阴得以成形，豆腐于是做成了。所以说，豆浆是温性的，但豆腐是凉性的，因为加了盐卤或石膏。又如冬天形成的雾淞景象，仔细一琢磨，也是这个道理。

再如人吃饭这件事，我们知道吃饭可以产生能量，阳主消耗，阴主储藏，如果阳消耗太过，会导致人体偏瘦，根本存不住任何的物质，都气化了。而阴成形则正好相反，人会很胖，吃到肚子里就存起来，喝点凉水也长肉。阳化气、阴成形功能必须平衡一致，才能正常运转，人就会既不虚胖，又不瘦削。

再了解一个概念，人体内西医所谓的水，中医认为是津液，因为水的沸点是100摄氏度，而津液的气化沸点很低，所以一旦有阳气推动，就可以行于身体的每一个角落。如果阳气太足或阳气不足甚至阳气郁遏，津液都会变成痰、饮及水，进而形成各类病证，如高血压、脑血栓、肿瘤、肝病、肺病等等。

从中国的神话故事来看，盘古开天辟地，清阳上升成天，浊阴下降成地，天地成而后万物生。阳代表着能量，阴则代表着物质，而爱因斯坦最伟大的发现就是能量可转化为物质，而物质也可转化成能量，即质能方程$E=mc^2$（能量＝质量×光速的平方），这令人脑洞大开，是不是可以这样理解阳化气阴成形，在宇宙中有很多看不到但能探测到的暗物质，就是属于先天阶段的混沌状态，能量物质合二为一，既没化成气，也没形成质，只有到了极端时刻，才会产生阴阳，导致分离，从而阳物质化成气，而阴物质形成了形体。

所谓生命，其实就是阳气。有了阳气的支持，我们的躯体才是活的。我们的阴是足够的，从来也不会缺少，组织器官躯体就是阴，吃的饭也是阴，缺少的是真的阳气。只有阳气旺了，才能气化水液而化为阳气。如果阴不足了，喝水来补充阴津，是根本没有用的，因为没有阳的气化，水根本进不了我们的生命。阳气才是生命的根本。病是由丙火加上疒组成，火代表着阳，病就是阳气病了的意思。

如果明白了"阳化气，阴成形"的道理，临床上对肿瘤、红斑狼疮、肝硬化、甲状腺肿、类风湿关节炎、肥胖症、椎体增生等形体实质疾病，都必须考虑到是阳化气功能出了问题。至于未涉及阴成形，本身是阳化气出了功能性障碍的疾病，则更须积极调理，抢在阴成形之前处理好这个问题，对人体的健康具有积极的保健作用。

13. 快乐的阳气

中国人生命哲学的底色就是阴阳，一阴一阳谓之道。阳代表着温暖、向上、发散、主动、积极等特性，阴则代表着寒凉、沉静、收敛、晦暗、向下、消极等特性。同理，在快乐与悲哀之间，阳一定代表着快乐。所以说，阳气天生是快乐的。阳气旺盛的人，一定是积极向上，朝气蓬勃，对生活充满热爱，心情愉悦的。阳气天生自带快乐，所有的快乐都是阳气生发的结果，所有的抑郁都是阳气不足的原因。中医认为心为阳气之大主，心又主喜，阳气在心的主持下，充沛地在全身运行以维持人的生命活动，必然会将快乐传导至身体各个部分，使人精神焕发，活力四射，光芒万丈。

我们知道，没有阳光的地下室往往阴冷潮湿，如果身体阳气不足，寒湿内生，就会出现畏寒、乏力、倦怠，甚至疼痛不舒、关节拘急不利、自汗等一系列症状。日久得不到有效治疗，阳气长期匮乏下去，身体就会失于温润，甚至夏天都要穿厚衣服，并且心情十分糟糕，萎靡不振，冷漠抑郁，不欲言语。临床上如果采用温阳法治疗，提振阳气，可以取效。著名老中医李可曾介绍，其用四逆汤治愈了大量的抑郁症患者，说明阳气功能的正常与否会影响到人的情绪好坏。阳气是主快乐的，奔流不息循环往复，如雾露般覆盖于人体，使人能保持平和的心情、乐观向上的态度。我们在日常生活中，经常可以感受到阳气这种主快乐的作用，如早上或晚上积极锻炼身体后，汗出酣畅淋漓，身体轻松，全身放松，阳气的功能全部调动起来了，那时的心情是无比喜悦和美丽的。又如人逢喜事精神爽，人有喜事来临，全身阳气活跃起来，自然会充满欢喜心。

　　阳气主快乐的机理在于心。中医将大脑的大部分功能归于心，脑是神明之府，即脑是精神住的地方。心主神明，为阳气之大主，是君主之官，喜归心，阳气在心脏的主持下，自然会将快乐气息带往全身。现代心理学研究发现，一个人在大发雷霆时，身体产生的相关激素足以让小鼠致死。癌症、动脉硬化、高血压、消化性溃疡、月经不调等与心理的压抑感有关，又称为心身性疾病。如果人整天焦躁不安、发怒、紧张等，令压力激素长时间居高不下，人体的免疫系统将会受到抑制和摧毁，心血管系统也会长期过劳而变得格外脆弱。人在快乐的时候，大脑会分泌多巴胺等益性激素。益性激素让人心绪放松，产生快感，这种身心都很舒服的良好状态，可使人体各机能互相协调、平衡，促进健康。古今中外对快乐的认识其实是一致的，只是表述方法不同。从阳气自带快乐这一功能看，阳气就是现代医学所表述的激素，阳气学就是一个活脱脱的内分泌学。

14. 阳气的寿命

古人早就认识到所有生物皆有"天数"。《素问·六微旨大论》说："化有大小，期有远近。"高世栻注说："生化有大小，死期有远近，如朝菌晦朔，蟪蛄春秋，此化之小，期之近者也；冥灵大椿，千百岁为春，千百岁为秋，此化之大，期之远者也。"指出朝菌以月为期，蟪蛄以年为期，而冥灵、大椿以千年为期，说明各物种各有其自然寿命。

人的气数也有定期。中医认为人从出生那刻起，是攥紧手指而来，即攥阳而至，到死亡而走，是撒手而去，即撒阳而归。将人的生命视作阳气，人的寿年叫作阳寿。阳气尽，则生命止。故阳气也是有定数的。《素问·上古天真论》谓："尽终其天年，度百岁乃去。"天年是《黄帝内经》有关生命规律的重要术语，就是天赋的年寿，也即阳气的寿命。

阳气的寿命，《黄帝内经》认为大约是百岁，除《素问·上古天真论》外，《灵枢·天年》还三次提到阳气的寿命是百岁，"人之寿百岁而死""百岁乃得终""百岁……形骸独居而终矣"。王冰注解《素问·上古天真论》引《尚书·洪范》说："一曰寿，百二十岁也。"明确指出阳气的寿命是120岁。据现代生物细胞学研究，从人类成熟期、细胞分裂次数等不同方法计算，人类自然寿命约为120岁。按照美国学者Leonard Hayfick等提出的衰老程序学说来计算，人类寿命上限应为：细胞分裂次数（50次）× 细胞分裂周期（约2.5年）= 120岁。这与《黄帝内经》所说的"度百岁而动作不衰"的数限十分接近。

掌握阳气的寿命，研究阳气在生命过程中的盛衰规律，对人的防病治病、益寿延年有积极的指导意义。阳气在人体生命活动中，是一个生、长、壮、老、已的客观过程，《素问·阴阳应象大论》说"阴阳者，天地之道，万物之纲纪，变化之父母，生杀之本始"，这里的"生杀"，就是阳气的开始与终结历程的简要概括。又，《素问·上古天真论》中说女子"五七，阳明脉衰……六七，三阳脉衰于上……"，男子"六八，阳气衰竭于上……"，并在《素问·阴阳应象大论》中说"年四十，而阴气自半，起居衰矣；年五十，体重，耳目不聪明矣；年六十，阴痿，气大衰，九窍不利，下虚上实，涕泣俱出矣"，明确指出了阳气由壮到老的大概年数。这对摸清阳气在正常年龄的充足程度与否，怎样在日常生活中养生保健，特别是在阳气病变过程中，指导辨证分析临床用药，予以积极治疗，很有价值。

阳气是生命的根本，生命即是一团阳气，有阳则生，无阳则死。人的一生就是一个阳气兴盛衰减的过程。古人云："有形之躯壳，皆是一团死机，全赖这一团真气运用于中，而死机遂成生机；人身立命就是一个火字，真气命根也，火种也，人活一口气，即此真气也。"这个真气，就是阳气。为何现代人的平均阳寿才七八十岁，而且大多是死于疾病？为什么今人比古人所预期的天年阳寿减少了将近四五十年呢？是谁偷走了我们近三分之一的宝贵阳寿呢？

当然是伤害了阳气的不良生活习惯和贪图享乐的生活作风。譬如酗酒、熬夜、暴饮暴食，甚至是昼伏夜出、纵欲放纵，经常伤害我们的阳气，以至于半百而衰，不能终其天年。其实，《黄帝内经》中早就给我们指出了一条保护阳气，活到天年的阳关大道，那就是："法于阴阳，和于术数，起居有常，食饮有节，不妄作劳，故能形与神俱，而尽终其天年，度百岁乃去。"万物之生由乎阳，万物之死亦由乎阳。人之生长壮老，精血津液之生成，皆由阳气为之主。人的生命全在阳气。只有固护阳气，才能百病不生，也只有阳气旺盛，人体的自我康复能力才能正常发挥，养生就是养阳气，治病就是治阳气。

15. 阳气足的特征

阳气虽然是一种看不见摸不着的物质，但一直都是评价身体健康的标志。阳气是人的生长之气，是身体的根基，人的一生其实是阳气兴盛衰退的过程，我们平时身体内各个器官的运转、工作运动学习等，都需要消耗大量的阳气。因此，掌握阳气足的特征，对于正确评价体内阳气是否充足，了解健康状况，是非常重要的。

体内阳气足的人，一般具备以下特征。

（1）手脚温暖

手脚部位的温度是判断体内的阳气是否充足的一个重要标志。很多人在阳气不足的时候，都会出现手脚异常冰冷的现象，即使是在炎热的夏天也不会缓解。而体内阳气足的人，脏腑功能运转正常，气机条达，经脉畅通，手脚自然能保持温暖。

（2）睡眠质量好

一般来说，体内阳气充足了，睡眠会比较好，质量也很高。现在很多人都会出现晚上翻来覆去睡不着的现象，时间久了，体内的阳气会被大量消耗，阳气自然就会不充足，出问题了。

一般来说阳气足的人，开始睡觉后，二十分钟左右便能睡着，而且一觉能睡到天亮。

（3）气色非常好

阳气充足的脸色明显是比较红润有光泽，皮肤细腻而润滑，甚至要比同龄人更显得年轻。尤其是在运动后，全身的阳气都调动起来了，整个身体会感到燥热，面部更是红扑扑的，气色非常健康好看。

（4）精力充沛，心态乐观

阳气是主快乐的。阳气充足的人，心态都保持得比较好，乐观积极向上是其特征。即使是遇到挫折，也不会自暴自弃，就算身体比较疲惫，在得到片刻休息后，阳气能够马上恢复，精力也会变得充沛。

（5）抵抗力强，不经常生病

阳气旺的人，很少生病，就算偶尔感冒发热，也不需要通过药物或者其他治疗手段，多喝点开水或者出去跑一圈回来出点汗就好了。这是因为阳气足的人，卫外抗邪能力强。

（6）头发茂盛

发为血之余，肾其华在发。阳气旺盛的人，体内各脏器的功能都比较好，精血化源充足，特别是肾能很好地固密阳气，阳气益发充沛，所以毛发生长就旺盛。

（7）平时吃饭消化非常快，食欲好，并且容易饿得快

阳气足的人，其脾胃消化吸收运化功能一般都特别好，当然也不能因为这个就整天不停地吃喝。那么，反过来又容易伤害阳气，导致积食。

（8）身体柔软，富有弹性

阳气是温养身体的，阳气足的人，看上去步态灵活轻盈，活力四射，精力旺盛，正能量满满。

（9）平时喜欢抬头挺胸

头为诸阳之会。阳气足的人，习惯把头抬起来，胸膛挺起来，全神贯注，看上去有神清气爽的感觉。

（10）气息均匀，心跳平稳

阳气足的人，心肺功能好，走路、爬山、爬楼梯、做运动，都会轻轻松松不在话下，不会走一段路或做起事来便气喘吁吁，心跳加速。

16. 三阳三阴从阳解

讲阳气，绕不开张仲景《伤寒论》。《伤寒论》给世人留下的可不是只有那113方，他的三阳三阴六经辨证更为深远，张仲景将外感疾病演变过程中的各种症候群进行综合分析，归纳其病变部位、寒热趋向、正邪盛衰，而区分为太阳、少阳、阳明、太阴、少阴、厥阴六经病。几千年来，它有效指导着中医学的辨证论治。要认真领会六经辨证体系，首先必须正确理解三阳三阴。

对三阳三阴的理解，有从经络方向解释的，如宋代医家朱肱从三阳三阴经络理论来阐释仲景的三阳三阴，认为是足三阳足三阴经络为病，首创伤寒传足不传手说，而且指出治伤寒先识经络，不识经络，触途冥行，不知邪气所在。自此以后，仲景的六病辨证体系就逐渐约定俗成地被称为"六经辨证"。

有从开阖枢方向解释三阳三阴的。以为太阳主开，少阳主枢，阳明主阖，分别代表阳气的一种状态。"太阳"，就是阳气很盛大的意思。"太阳主开"，指的是太阳主开功能的启动，阳门打开，阳气得以逐渐释放出来。"少阳"，少者少也，未大也。少阳，初生之阳，未大之阳。"少阳主枢"，少阳是阳气由太阳状态转化到阳明状态的节点，就像一个地方到另一个地方边界一样，也很像检票口。"阳明主阖"，阳明，两阳相合为阳明，阳气到了极盛时就会转衰，就需要节约，需要保留火种，阳气进入蓄积收藏的状态。"太阴为开"，阳气升发释放到一定程度后，就逐渐衰减，要从升发转到收藏，由出转到入，从浮到沉。太阴启动后，阳气进入真正的潜藏状态，要休养生息，就像人工作了一天需要休息睡觉一样。收藏到一定的程度，少阴枢转开合，厥阴闭合收藏之门，太阳开启功能打开，阳气又开始工作，要进入升发宣布状态，周而复始。

有认为三阳三阴讲的是病位。三阳三阴指的是人体六大病位，其中在表的是太阳与少阴，在里的为阳明与太阴，非表非里或称半表半里的是少阳和厥阴。其中太阳与少阴由于位于表位，所以又有本证与外感证的区别。"三阳三阴"的本质即病位，是邪气中人深浅的阶段标志。此病位非指脏腑，非指经络，虽与之均有关，是把脏腑经络中与外邪中人相关的内容提炼出来，组合成了新的概念，因无法用别的更具体的内容来解释，只能叫"三阳三阴"。

当然，更多的是从脏腑、气化角度看三阳三阴。现代人已经形成一个基本态度，那就是认为三阳三阴是脏腑经络气化综合作用的结果，均不偏废，又都采用。这样的结果，其利是内涵丰富，兼收并蓄；其弊是泛泛所指，尾大不掉，让人无所适从，而且离创立三阳三阴的初衷，已是越走越远了。

其实，中医学命名疾病，主要是从症状命名，如头痛、腹痛、眩晕、泄泻等；也有从病机命名，如痹证、郁证、瘀血、痰病等；更有从邪气角度命名的，如中风、疫疠、温病、伤寒、食积。而三阳三阴是一个人体功能单位，用人体功能单位命名的，恐怕除了仲景，好像后世无出其右。这里，就需要好好研究一下仲景的意思了。

前面我们说了一大通阳气的道理，而且知道张仲景在《伤寒杂病论》中是持"重阳""崇阳"的观点的。一部这么恢宏的医学经典，只简单地用三阳三阴来命名疾病，恐怕是大炮打蚊子——得不偿失。而且用太阳病、阳明病等来诊断疾病，医界及民间并不流行，也不认可。仲景用三来概括阴阳，其实就是对中医一阴一阳学说的一个突破，是对《黄帝内经》阴阳学说指导临床运用上出现的质的飞跃。随着时代进步，对疾病的观察研究，仅仅固守一阴一阳及阴中有阳、阳中有阴之理，从一个层次上已难以阐释清楚人的生命现象和人体的正常与异常。所以仲景根据医学实践自身的需要，大大发展了阴阳再分阴阳的思想，把一阳分为三阳，把一阴分为三阴,这样一来,疾病不仅有阴证、阳证,还有阴阳错杂证;不仅有表证、里证,还有半表半里证;不仅有寒证、热证,还有寒热错杂证;不仅有虚证、实证,还有虚实夹杂证。这样才可以适应认识事物与疾病,对事物与疾病有更深刻的认识。在中国传统文化中,"三"就是"多"。一生二,二生三,三生万物。一个三字,便使得用中医药能够有更多机会去探究和治疗疾病。更为关键的是,仲景从"重阳""崇阳"的角度提醒后来者,阳气贯穿疾病治疗全过程,在体表时阳气有三种状态:太阳、少阳、阳明。即在阳气势力强大、邪气初犯,阳气势力与邪气旗鼓相当,阳气势力与邪气相比略占下风,正邪纷争时,这三种状态下,怎样祛邪扶正。当阳气衰退,阳气在体内也存在三种状态:少阴、太阴、厥阴。我们知道阳气是挟阴运行的,阳行阴助,阳主阴从,阳气衰退,随着阴气资源丢失程度不同,也分少、多、尽三种状态,需要据阳气得阴助程度深浅决定怎样扶正祛邪。如果站在阳气角度解释三阳三阴,那就是一分为六,而不是一分为三了。所以说,仲景提出来的三阳三阴,实际上是对阳气的一个数的突破,其意义远远大于对"象"的研究。张仲景之所以能够成为医圣,他创造的中医理论体系之所以经久不衰,其原因有二,一是重视阳气,二是对阳气数上的突破。

从阳气角度看三阳三阴,三阳代表着阳气在表充沛的三种状况,三阴是阳气在里衰退的三种态势。总是以阳气为主决定疾病的轻重、预后的吉凶。将阳气按照一分为六的分法,决定了其治疗方法是不拘一格,千变万化的。据此,我在《张仲景治阳三十六法钩玄》一书中,就详尽地提出了张仲景治疗阳气病变的三十六个方法。这说明科学的思路是十分重要的。

中医学在注重对人体生命活动的"象、形"研究基础上,必须将"气"统一在阳气上,更须注重对"数"的拓展,才能使中医学量化定性,使中医学与现代科技接轨。

17. 阳气的变化可以从气口反映

中医十分重视脉象，如《伤寒杂病论》中每篇文章都是辨某某病脉证并治，并专篇列辨脉法及平脉法，突出脉象的重要地位。怎样诊脉治病，一直是古老而神秘的中医的独门绝技，诊脉已然成为中医的形象代表。

中医最早的诊脉法是三部九候，它是从头部、手部、足部几处脉搏变化，来观察分析判断疾病的轻重、预后的吉凶。自《难经》以后诊脉独取气口法，并形成一整套操作方案。气口，又名寸口、脉口。由于摸脉各自体验不同，而且没有固定程式沿用，文字表述与实际操作又有相当距离，所以很多中医自嘲摸脉是"心中了了，指下难明"，从而增加了后来者学习的难度和深度。因为脉象标准模糊，没有办法客观表述或演示给旁人看，更有医者以诊脉为由，随意臆说，巧舌如簧，使中医平添许多神秘和故事。迄今说起诊脉，大家都是心照不宣，不愿意去深入论及，偶然提及，也是人云亦云，瞒天过海，哈哈了事。其实，这都是没有认真学习《黄帝内经》，忘了初心之故。

《素问·五藏别论》云："帝曰：气口何以独为五藏主。岐伯曰：胃者，水谷之海，六府之大源也。五味入口，藏于胃，以养五藏气，气口亦太阴也。是以五藏六腑之气味，皆出于胃，变见于气口。"一句"独为五藏主"，指明了气口是可以反映五脏六腑功能变化的，而五脏六腑是通过什么来向气口传递信息的呢？这个回答是肯定的，那就是阳气啊！阳气是五脏六腑功能产生的征象，那不是阳气，还能是什么呢？所以摸气口脉，摸的就是阳气的变化呀。如果说后世医家将脉象总结出二三十种，那可能初学者一下子难以掌握，我相信脉的浮沉快慢或有力无力甚至滑弦涩滞，应该是人人都能摸出来的。

《素问·脉要精微论》曰："诊脉常以平旦，阴气未动，阳气未散，饮食未进，经脉未盛，络脉调匀，气血未乱，故乃可诊有过之脉。"这里说得再清楚不过了，中医诊脉诊的就是阳气不及或太过。为了摸准阳气的变化，古人连诊脉的时间都给提出来了。

对于气口为什么是阳气的窗口，古人的阐述是相当详尽和到位的。胃为水谷之海，是五脏六腑的源泉。而水谷入藏于胃，又必赖脾之吸收运化以行其气，上输于肺，肺主气而朝百脉，人身之阳气推动血液循环，始于中焦，上输于肺，是从手太阴经脉开始运行的，流遍五脏六腑十二经脉，终而复始，会于手太阴，并且全身的经脉阳气皆会于此，而气口（即寸口）之脉，为手太阴肺经脉气所行，因此有"气口为脉之大会"的说法。通过诊察气口的脉搏变化，可以通过察知阳气的盛衰，来判断脏腑的虚实，从而知晓疾病的转归和预后。

18. 阳气与五脏六腑之间的关系

古代哲学家认为气是构成世界的物质本原，是天地万物最原始最精微的物质基础。《素问·宝命全形论》说："天地合气，命之曰人。"是说人是自然界的产物，也是由天地之气所生，由气充塞其中而形成。这个气放在人身上，就是活生生的表现在外的阳气。中医学对气的概念使用十分频繁，说法很多。《灵枢·决气》说："余闻人有精、气、血、津液、脉，余意以为一气耳。今乃辨为六名，余不知其所以然。"这个气，虽然有六种说法，实际上就是指的是阳气这一气。阳气的说法很多，其原因主要是阳气与五脏六腑关系密切，阳气既是脏腑功能活动在外表现的征象，又能推进脏腑功能，涵养脏腑气血。

《灵枢·顺气一日分为四时》谓"肝为牡脏，其色青……心为牡脏，其色赤……脾为牝脏，其色黄……肺为牝脏，其色白……肾为牝脏，其色黑"，明确指出了五脏功能活动时，通过阳气运行在外表现出的五色。《素问·脉要精微论》中更是进一步指出"夫精明五色者，气之华也。赤欲如白裹朱，不欲如赭；白欲如鹅羽，不欲如盐；青欲如苍璧之泽，不欲如蓝；黄欲如罗裹雄黄，不欲如黄土；黑欲如重漆色，不欲如地苍"，形象描绘了五脏六腑功能活动，通过阳气运行表现在外的正常色象，说明了阳气是五脏六腑功能活动表现于外的征象，两者关系十分密切。

《黄帝内经》又说"心气通于舌""肝气通于目""肺气通于鼻""脾气通于口""肾气通于耳"，说明脏腑功能的强弱常变，可以通过阳气的介导反应于五官。人们通过观察反应于外部的阳气色征，可以判断了解内部脏腑功能的正常与否，并定位到相关脏器。

又如心主血脉与神明，其华在面；心与小肠相表里，小肠的主要功能是分别清浊，吸收营养，下输水液于膀胱。肺主气，司呼吸，主宣发肃降，外合皮毛；肺与大肠相表里，大肠的主要功能是传导糟粕。脾主运化，脾统血，主肌肉四肢，其华在唇；脾与胃相表里，胃主要功能是受纳和腐熟水谷。肝主藏血，主疏泄，肝主筋，其华在爪；肝胆互为表里，胆为"中精"之府，主决断，参与人的精神活动。肾主藏精，主骨生髓通于脑，又主纳气和主水，其华在发；肾与膀胱相表里，膀胱是州都之官，主津液，为胞之府，气化乃能出，有化气行水之功。如果以上脏腑功能出现障碍，必然会通过阳气的运行反映出相关的症状与体征，气充形，形寓气，这是阳气能够感受和传递各种生命信息，是脏腑功能强壮与否表现在外的载体。

阳气是古人运用近取诸身、远取诸物的观察思维方法，通过对人体各种显而易见而又至关重要的生命现象如呼吸之气、体内散发的热气、体内上下流动之气的观察体悟抽象和纯化得出来的概念。过去古人在狩猎或屠宰牲畜时，发现体内是热气腾腾，由此联想到人体五脏六腑相互联系相互活动，必然会产生了热腾腾的气，升腾蒸发敷布于外，一定是五脏六腑的功能之气，所以就把这种五脏六腑之气统称为阳气。

通过观察阳气在外的表现与体征，可以揣知在内的脏腑状态。阳气运动停止了，则标志着人体生命活动的终止。古人运用类比思维，将人体比作一个小天地，认为人体内产生的阳气与宇宙中的天地之气相同，也是按照天气下降、地气上升的规律相同，如在上的心火下降，肺气肃降，犹如天气下降；在下的肾水上济，肝气升发，犹如地气上升；居中的脾升胃降，斡旋诸脏之气其中，以协调共济，畅达有序，标志着人体生命活动稳定协调，气机调畅。这种共同作用产生的阳气，代表着人体生命活动健康正常。如果打破了这种协调平衡，首先就会表现为"气"的运行失常，则可出现气滞、气逆、气陷、气闭、气脱等种种异常变化，标志着人体生命活动失常而进入疾病状态。所以，观阳气，可察知脏腑；治阳气，可调理脏腑。

19. 心为阳气之大主

《素问·六节藏象论》说："心者，生之本，神之变也，其华在面，其充在血脉，为阳中之太阳，通于夏气。"古人将心脏的功能提高到了生命的根本、智慧的所在这种高度，充分说明了心脏功能的重要地位。从生命的来源来看，当精子与卵子结合那一刻起，短短的四个星期，胎儿就开始有心跳了。然后才是神经管、脊椎及四肢的形成和发育，通过细胞分裂，开始形成手指。众所周知，人体的生命活动是靠心脏不停地跳动去供血供氧来完成的，心跳一旦停止即表示着生命的结束，所以《黄帝内经》有心为君主之官、为五脏六腑之大主的记载，说明心脏在人体生命活动中有重要的意义及主导地位。

中医学认为，心脏不停地跳动，是靠心主阳气的功能来实现的。人身上所有的可见的脏腑都有月字旁，唯独心没有月字旁，是说心像太阳一样，阳光四射，照亮温暖推动其他脏腑功能的活动。故《素问·金匮真言论》说："阳中之阳，心也""心属火。"《素问·阴阳应象大论》亦说："心为火脏。"所谓"通于夏气""太阳""阳中之阳"，都是指心脏中存在着一种阳热之气，相当于我们现在所说的"热能"，所以古人都用"火"来形容它。这种具有火热性质的阳气，是人体生命的原动力，由心所主宰，是人体生命的根本。正是因为心为阳气之主宰，在临床上每个医生都知道救心就是救命，民间每个人都知道养心就是养命。

20. 肾是固密阳气的重要器官

中医学特别重视对肾的研究，认为肾藏精，主生长发育和生殖，主宰全身的水液代谢。对肾阳肾阴的研究，自唐宋元明清以来，可以说是空前绝后，现代更是通过多学科多途径研究其实质，取得了不菲的成就。但有一个问题，历代医家或轻视或一笔带过，未做深入研究，那就是肾在阳气活动中到底扮演什么角色？这个问题有点语焉不详。

《素问·生气通天论》曰："凡阴阳之要，阳密乃固。两者不和，若春无秋，若冬无夏，因而和之，是谓圣度。故阳强不能密，阴气乃绝；阴平阳秘，精神乃治。阴阳离决，精气乃绝。"对阳密乃固，一般的解释是阳气的致密而护周于外；也有解释是阴阳相互依存、互根、平衡之大法；更有解释是阴阳相抱，阴很紧，所以这个阳就能收得很紧实。这些说法都有一定道理，但都令人觉得空洞无物，不得要领。我们知道，阳气不是与生俱来，也不是独来独往，更不是没有制约和运行机制的。阳气是脏腑功能活动产生，反过来又作用于全身及五脏六腑的，对阳气进行固密作用，一定要有一个重要器官执行，我认为这个重要器官就是肾。理由如下：

（1）阳密乃固，固什么？后面的文字说得很清楚，是精神，是精气。肾藏精，肾若没有固密阳气的作用，如何能封藏得住精气？肾固密阳气作用不及或衰减，人就容易出现"漏"，也就是遗精、遗尿，或者稍微一咳嗽小便就出来了。这种情况在女性身上发生得更多一些，因为女性的尿道天生比较短，肌肉能力比较弱。至于小儿夜间尿床，更是比比皆是，我们都知道是肾固密阳气弱的原因。通过现代检测手段发现的尿蛋白、尿糖等升高，无一例外都是肾固密阳气作用出了问题。《金匮要略》里面描述："夫失精家，少腹弦急，阴头寒，目眩，发落……男子失精，女子梦交。"讲的就是肾失固密阳气作用的症状及病机。阳气的固密作用强弱，取决于肾脏的功能是否强健。就像汽车轮胎一样，如果轮胎的质量好，保养得当，里面充满了气，一不会跑气，二有弹性。

（2）《素问·灵兰秘典论》谓："肾者，作强之官，伎巧出焉。"可知"作强"，也是肾的主要功能。肾的作强作用，主要表现在三个方面：一是骨骼强健，体力耐久而强用；二是髓海充盈，思维敏捷，动作灵敏；三是表现在肾主二阴，生殖器坚强、刚强。肾主水，藏精，都是阴性的物质，至柔至软，为什么将"作强"的作用安在肾的头上呢？原来还是肾有固密阳气的作用。阳气足，固密好，则至刚至强，所向披靡。后世道家的炼丹术及各种气的修炼术，无一不是奔向肾是能固密阳气作用来的。

（3）《黄帝内经》将肾归为阴中之阴，与心为阳中之太阳截然相反，又位居于下。《黄帝内经》又说"肾与膀胱三焦相合"，由心主导的阳气经三焦通道到肾，肾可以大量吸收阳气，通过自身的至阴含纯热的阳气，阴阳相抱，达到固密阳气作用，所以说阴中之阴的肾脏具备天然的固密阳气功能。

21. 肝肺圆圈维护阳气的运动变化秩序

阳气在体内运动变化也是需要遵循一定规则进行的，需要接受肝肺两脏进行调节，维护好运行秩序的。若肝肺功能失司，阳气运动变化就会秩序紊乱，从而导致气机失调，变证丛生。

"肝生于左，肺藏于右"，出自《素问·刺禁论》，此书中提到了肝气在左侧升发，肺气在右敛降，一升一降，一左一右，形成了一个循环圆圈。左肝右肺，是中医学中的一个功能概念，不是西医所说的解剖学概念，这个问题首先要搞清楚。

肝生于左。生，《广雅》："生，出也。"出，《考工记》玉人注："向上谓之出。"左，乃《五运行大论》中"下者左行"之左。故肝生于左，谓肝气从左向上升也。

肺藏于右。藏，《词源》："潜匿也。"潜，《中华大字典》："潜，沈下""沈，下也。"右，乃《五运行大论》中"上者右行"之右。故肺藏于右，谓肺气从右下降也。

关于左右学说，《素问·阴阳应象大论》说得很清楚，"左右者，阴阳之道路也"，据唐代王冰注为"阴阳间气，左右循环，故左右为阴阳之道路"。明确的认为左右是道路。众所周知，道路是需要管控并明确方向的，左者上行，右者下行，才能并行不悖，不会出现堵撞车等混乱情况。而身体内的道路是阳气挟阴运行的，肝在左边管控，利用其疏泄功能，助引阳气上升；肺在右边管控，利用其肃降宣发功能，助引阳气下行，一升一降，左右逢源，上下贯通，形成人体一个闭合的、可调控的圆运动，达到气机通畅、平和健康的目的。

最典型并最具说服力的案例，是在《金匮要略》水气病篇。该篇原文谓："气分，心下坚，大如杯，边如悬盘，水饮所作，桂枝去芍药加麻黄细辛附子汤主之。"是一个典型的肝肺失去调控能力，阳气挟水气堵塞不通的案例。方中用桂调肝，"木得桂则枯"，麻黄调肺，其他药助阳，使肝肺瞬间恢复调控能力，阳气运行正常而愈。所以论中云："阴阳相得，其气乃行；大气一转，其气乃散。"其论可谓要言不烦，一语点醒肝肺原来是有阳气运行管控能力的。为了防止肝肺管控能力过强或不及，中医学者们又给肝脏这个将军之官，配上个中正之官、清净之府——胆，随时纠正和扶助肝气的太过与不及。给肺这个相傅之官，配了个传道之官——大肠，让任劳任怨的肺随时可以有个出气歇息排泄的通道。肝肺圆圈组合，加上胆肠相配，齐心协力，才能保证调控维护好阳气这个生命活动有条不紊地运行下去。

22. 三焦是阳气运行的大通道

三焦是中医藏象学说的重要概念，历代医家对其解释有颇多争议，令后学者无所适从。五脏（心肝脾肺肾），对应其腑（小肠胆胃大肠膀胱），然六腑中唯独三焦无相对应之脏，且五脏六腑中和西医名称及形态基本相似，只有三焦完全不同，《难经》更云其有名而无形，故疑点甚多。严格来说，人体构造实实在在存在于体内的器官是五脏五腑，中医学将三焦这个概念提出，并推出与心包络相对应，而心包络又是心脏的组成部分，心包络的功能与心脏是一致的，也就是说，三焦与心脏相对应，心脏同时与小肠三焦相表里，属典型的一心二用。这样做的结果，意味着突出心脏功能重要作用外，又给后来中医探索人体奥秘留有余地和空间，不能不佩服古圣贤的聪明与智慧。

心是人身阳气之大主，阳气需要空间和通道才能迅速散发全身以支持人体的生命活动，古人就认为三焦是人体区域管辖范围最大的一个腑，这个腑是干什么的？干的就是存住和通行阳气的大事。所以《景岳全书》说："三焦者，确有一脏，在脏腑之外，躯体之内，包罗诸脏，一腔之府也。""包罗"两字，将三焦说成无限大。《难经·三十八难》："三焦者，原气之别使，主通行之气，经历五脏六腑。""使"是做什么的，使是大使，到处跑的。一个"使"字点明了三焦是心的大使，将阳气送往全身五脏六腑和各个角落。这里的"原气"，即指具有元动力的人之阳气。三焦者，三是多的意思；焦者，一指阳气是热的性质，二指礁石，像大海江河中突出的礁石，多而且突出水面，供阳气聚集和疏散，三是指焦点，因点多面广，容易出现生理病理问题，成为主要矛盾。三焦与心包络相表里，络者，网络，脉络，管道也，意指三焦犹如布置于全身的网络管道，而阳气正是通过这些网络管道运行周身。所以说三焦是阳气运行的大通道。今人形容三焦是运行阳气的双向八车道，正是此意。至于说三焦还有通行水液的功能，其实这个问题很好理解，因为人体的70%由水液组成，全靠阳气推动，阳挟阴而行，三焦既是阳气通道，自然就能通行水液，这个功能是三焦的副功能。所以，搞懂了三焦，就搞清了阳气的去处，那么很多疑难杂症产生的原因就弄清楚了。三焦，既然是通道，那通道是宜通而不宜堵的，宜广不宜稀的，宜多不宜少的，为什么小柴胡汤适应范围广呢？那就是小柴胡汤有《伤寒论》中所说的使"三焦得通"的作用啊！

23. 脾胃的运化情况，决定着阳气是否充沛

中医学认为"气聚则生，气壮则康，气衰则弱，气散则亡"。这里的气，指的是人体的阳气，在古籍记载中也称之为正气、元气、中气、元真之气、营卫之气甚至精气等等。我们知道人体阳气充沛，抗邪能力就强，正气存内，邪不可干，就能战胜和预防疾病的发生发展。那么我们身体里的阳气究竟从何而来呢？《灵枢·刺节真邪篇》说："真气者，所受于天，与谷气并而充身者也。"也就是说由父母之遗传精华所化生，由后天水谷精气和自然清气结合而成。

父母的遗传精气是先天之本，阳气的强弱首先是由先天之本决定。也就是说父母的身体强壮，胎养合理，生下来的孩子身体也会比较健康，阳气也比较强，不容易患病。阳气虽然来自父母的遗传精气，但这先天带来的阳气免疫力在小孩三岁以后会慢慢减退，而且不吃不喝的情况下，也只能维持七天的生命，想要活下去就要吃东西。因此人体阳气在很大程度上，要取决于后天之本，即脾胃运化水谷精微的重要作用。如《素问·平人气象论》说："人以水谷为本，故人绝水谷则死。"李中梓也在《医宗必读》中说："脾何以为后天之本？盖婴儿既生，一日不食则饥，七日不食则肠胃涸绝而死。经云：安谷则昌，绝谷则亡，犹兵家之饷道也。饷道一绝，万众立散；胃气一败，百药难施。一有此身，必资谷气。谷入于胃，洒陈于六腑而气至，和调于五脏而血生，而人资之以为生者也，故曰后天之本在脾。"所以说，脾胃与人的阳气有着密切的关系，人体内的阳气因脾胃而滋生，脾胃的运化功能正常，人体内的阳气才能生长并充沛。

24. 天癸是阳气的组成部分

在《黄帝内经》时期，古代医家已经敏锐地认识到，人体构造中除了皮肤、血肉、骨骼、筋脉、津液、脏腑等有形物质存在外，还有一种特殊的、不可缺少的天癸物质。故在《素问·上古天真论》中说："帝曰：人年老而无子者，材力尽耶？将天数然也？岐伯曰：女子七岁，肾气盛，齿更发长；二七而天癸至，任脉通，太冲脉盛，月事以时下，故有子；三七，肾气平均，故真牙生而长极；四七，筋骨坚，发长极，身体盛壮；五七，阳明脉衰，面始焦，发始堕；六七，三阳脉衰于上，面皆焦，发始白；七七，任脉虚，太冲脉衰少，天癸竭，地道不通，故形坏而无子也。丈夫八岁，肾气实，发长齿更；二八，肾气盛，天癸至，精气溢泻，阴阳和，故能有子；三八，肾气平均，筋骨劲强，故真牙生而长极；四八，筋骨隆盛，肌肉壮满；五八，肾气衰，发堕齿槁；六八，阳气衰竭于上，面焦，发鬓斑白；七八，肝气衰，筋不能动，天癸竭，精少，肾藏衰，形体皆极；八八，则齿发去。肾者主水，受五藏六腑之精而藏之，故五藏盛，乃能泻。今五藏皆衰，筋骨解堕，天癸尽矣。故发鬓白，身体重，行步不正，而无子耳。"充分说明了天癸是人体重要的物质，可直接主导生殖发育，使女子建立月经，男子充盈精气。人体阳气具有主人体生长发育生殖的作用，毋庸置疑，天癸当属阳气的组成成分，是阳气的一部分。阳气盛，天癸的分泌作用强；阳气衰，天癸的分泌作用就弱。天癸随着人体阳气的运行，对人体产生广泛而巨大的作用，直接或间接作用于生命的全过程。诸如生长发育、消化吸收、保护防御以及生殖胎产哺乳等，均赖于天癸的主导或参与。

在中医看来，天癸是十分有意思的。其在人体上的表现最直观，就是在女子身上表现为月经来潮，在男人身上则为精液排泄，这个"象"，是没有争议的。古代先哲们知道这是什么意思，但苦于没有深入探讨这方面的仪器设备，只有先说"天"字，天者，在卦为乾，《周易·系辞上传》曰："乾知大始，坤作成物。"大始，即天地万物的开创。《周易·乾》卦象辞曰："大哉乾元，万物质始，乃统天。云行雨施，品物流行，大明始终，六位时成，时乘六龙以御天。"表明"天"所蕴含的生生不息，策动万物特性，成为创生万物的根源。天属乾卦，乾属阳，天为阳中之太阳，意味着这种物质的诞生，当属天赐，是阳气中的阳气。再说"癸"字，癸为十天干最后一位，与壬同属水。宋朝京图《滴天髓》云："癸水至弱，达于天津。得龙而云，功化斯神。"十天干之中，阳以丙为最，阴以癸为极。癸水之性至柔，而代表水的坎卦，外为阴爻所附，阳爻居中，表明它非纯阴之死水，而是潜含阳气生发之机的物质，一遇时机成熟，则发挥出神奇的效应，即所谓"功化斯神"。男人的精液、女子的月经，从体内排出的形象都属水的象征，同时，精液中的精子、月经后的排卵，又都是充满活性，所以以"癸"示名，用心良苦。可见，天癸这种物质，是人体阳气发展到一定程度上的产物。天癸又是揆度人体阳气是否充足的标志物，主要体现在形体强衰和月事及精液的排出上。从而把人体阳气这个形象化了的名词，在现实生活中具体化、直观化。

医学科学发展到现今，我个人觉得没有必要再去趋古化，古人有用的我们继承下来，没有搞清楚的，参照现代科技成果把它弄清楚。像"天癸"，古人没有显微镜，无法观察到精子和卵子，观察不到，并不意味着没有。古人还是很实在的，把自己的想法一一说出来，命名为"天癸"，表达出这种物质是属阳的，形状像水，留待后人深入破解。可惜后世医家，臆测揣度，把个明显的天癸，一会说成是肾水，一会说成是元精元阴，一会又说成是肾间动气，空口白牙，胡说八道，没有一点实事求是的态度。现代医学对人体的生长发育已经认识得十分清楚了，全是二两激素在作怪，为什么我等还视而不见？并且天癸说是中医与现代科技的最好结合点之一，没有与同时代汇合的学科，是没有前途的学科呀，这个道理，人世间谁都懂。为什么做起来却明知而不为呢？

医乃小技，简单为要。

25. 经络是阳气运行的轨迹和路线

对于几千年流传下来的中医经络学说，人们一直抱有神秘感。因为它是在解剖状态下看不到的东西。中医认为经络是运行气血的通道，又是联络脏腑肢节、沟通上下内外的通道。这种观点，很容易让人联想到在人体内纵横交错的血管。但经络不是血管，经络的概念与血管完全不同。血管是西医名词，相当于中医说的血脉。血管的存在是具体的，是直观可视的，是一个解剖概念，而经络的存在却是抽象的。与血管静态的解剖性存在相比，经络是一种动态的功能性存在。还有从神经系统、循环系统、内分泌系统等方面去认识经络的，结果都无法证实经络是什么，无法揭示经络的实质。

其实，对于中医的问题，中医自身要有一个肯定答案。经络在人体中是客观存在的。有人把它比作电网，也有人把它比喻为一棵大树。从经络系统有主干、有枝干，还有十分细小的末梢这点来看，是很形象的。但经络系统与大树又有所不同，大树的分枝是全方位开放，向空中伸展的，而经络系统却是封闭式的，首尾相接，如环无端的。因此，说它像树，毋宁说它像网。网线有粗有细，网眼有大有小，大大小小、粗粗细细的网线有机地交织在一起。这张网深入浅出，覆盖身体所有层次，所有角落，方方面面。可谓人体无处不经络。话虽这样说，经络同藏象一样，如果生命活动一旦停止，那么经络也立即消失，不见了半点踪影和痕迹。所以在中医学中，有两个难点难以学习，一个是藏象学说，另一个就是本文要说的经络学说。

随着现代科技的飞速发展，我们人类对宇宙世界正在向深层次探索，譬如暗物质，我们虽然看不到、摸不着，但这占宇宙世界96%的物质确确实实存在着，就像现代科学家施一公先生所说的那样，每天有成千上万吨暗物质呼啸而来，穿透我们的身体而过。看不见，并不意味着没有。中医学中的经络现象就是如此。经络的实质在于"经气"，经络虽无"实体"，但经络确实是经气的通道。研究经络并不重要，它就是个道路，实实在在摆在那里，谁也不能否定它。研究经络的重点是研究经气的运动、变化，甚至组成成分和作用。对于什么是"经气"，迄今中医界都争论不休，气血论、营气卫气、真气等等，喋喋不休，没有尽止。其实，经络中运行的就是阳气。人体奥秘再深，道理只有一个，五脏六腑产生的气，只能是阳气，别无他气。不可能各生各气，各回各家，人体只能说是一个整体，一个整体就只能有一个共同目标，那就是共同维持人的生命活动。所以经络中运行的"经气"，就是阳气。经络，就是阳气运行的踪迹和路线。至于经络，像树亦好，像网亦罢，其实如果说三焦是阳气通行的双向八车道，那么密布全身的经络，就是阳气通行的省道、市道、县道、乡道，甚至是村里的道路。这样比喻才是合适。

中医学中的"气"，包含的东西很多，名号更是晃人耳目，其实中医对气的说法都是定义在流动温暖激扬向上向外固护字眼上，说穿了，都是定在"阳"上，所以统称气为阳气。如能借助现代科技手段，甚至超科技手段，将研究重点放在对阳气的运行、成分、变化和作用上，实现对经络实质的解释，则可以更好突破中医发展现状，使人类对人体生命实质的发现实现飞跃。

26. 腧穴是阳气病变的反应点

腧穴,其名称在古代医籍中也称为孔、隙、节、会、气穴、气府、骨空、砭灸处等,这也反映了人们对于腧穴概念最朴素的认知。腧与"输"通,有转输、输注的含义;"穴",即孔隙的意思。腧穴的本义即是指人体脏腑产生的阳气通过经络运行,转输或输送到体表的分肉腠理和骨节交会的特定的孔隙。如《素问·气府论》解释腧穴是"脉气所发",《灵枢·九针十二原》解释其为"神气之所游行出入也,非皮肉筋骨也"。说明腧穴并不是孤立于体表的点,而是与藏在深部的脏腑有着密切联系。腧穴分为经穴、经外奇穴、阿是穴和耳穴四类。

腧穴是古人在长期的生活及医疗实践中观察到,或有意、无意地抓捏、碰触身体某些感觉如酸、痛、胀、麻、痒等异常时,发现能使原有的疾病得到缓解甚至痊愈,随着经验的积累,又发现脏腑发生病变时,体表也会出现相应的感觉异变。如《素问·藏气法时论》说:"肝病者,两胁下痛引少腹……心病者,胸中痛,胁支满,膺背肩甲间痛,两臂内痛,虚则胸腹大,胁下与腰相引而痛……脾病者,脚下痛,虚则腹满肠鸣……肺病者,喘咳逆气,肩背痛,汗出,尻阴股膝髀腨胻足皆痛……肾病者,腹大胫肿……虚则胸中痛,大腹小腹痛。"这些描述虽然年代久远,但其描述脏腑发生病变时,体表出现的感知异常,几乎与现代医学认知的反射痛现象相同。腧穴在人体功能活动正常时,是没有反应的。腧穴只有在机体病变时,也就是说在疾病状态下,才能感知腧穴的存在。所以腧穴是机体健康的警示仪,是人体阳气病变的报警点。

腧穴既是正常阳气运行交会出入之所，也是邪气侵犯的常入之门。譬如太阳病，头项强痛而恶寒，说明风寒邪气从风池、风府而入，引起太阳经络阳气痹阻，导致头项部僵直疼痛不舒。通过按压风池、风府，可以使症状得到缓解；也可以通过按压风池、风府，发现患者有疼痛抵抗感，诊断患者是感受了风寒邪气。再譬如胃疼的患者，足阳明胃经上的穴位——足三里，用手按压它，一定是酸胀疼的。还有我们现在发现的胆囊穴、阑尾穴，都是利用腧穴反应来协助诊断相应的疾病。所以说，利用腧穴的特殊反应，可以观察某一脏腑组织的阳气变化，可以协助诊断疾病的发生发展。

腧穴学，是中医针灸学的一个重要组成部分。腧穴的形成和发展经历了一个由无定位到有定位、由定位到定名、由定位定名到归经，且腧穴数量也是由少到多的过程。因为是医学上的一个了不起的发现，所以古人倍加珍惜和得意，对腧穴的命名融入了深厚的中国文化和浪漫。譬如气海穴，位居神阙下一寸半，海总能让人联想到海纳百川，只一个"海"字，就让人想到其川流不息、无边无际的能量。肾为水脏，气海又是身体的纳气之本，闭藏百脉奔涌的阳气。气海穴的命名，让人感受到了海水的化云升腾，云行雨施的天地气化循环，所以身体出现阳气变化失调的问题，都会想到此腧穴。这些富有文化色彩的腧穴名称可谓数不胜数，如借助天文地理知识命名的商丘、昆仑、太溪、合谷、涌泉等，用动植物形象来类比的伏兔、鸠尾、鱼际、攒竹等，这些腧穴的命名，在当时医学科学不发达的年代里，体现了古代医学家的浪漫情怀及希望。经络腧穴的发现，是中国历史上的一个伟大创举，放至现在也为世界所惊叹。可以说全世界凡有华人的地方，就有中医，就有中医用针灸经络腧穴的方法给人治病。

腧穴是阳气病变化的反应点，人们不但运用它协助诊断疾病，而且用它来治疗疾病，并且用它来养生防病，益寿延年。譬如用三伏贴、三九贴贴敷肺俞穴预防肺病，艾灸三阴交预防痛经等，均取得了满意疗效。又如孙思邈在《千金要方》中介绍用灸膏肓腧穴的方法，主治羸瘦虚损、梦中失精、上气咳逆、狂惑忘误等病，一直流传至今。以上说明了腧穴具有诊断疾病、预防疾病、治疗疾病及养生保健作用。

27. 阳气在体表有三层

俗话说"只会点皮毛而已",大概是说这个人略懂一点,并不精深。但是中医的表证研究的就是这点皮毛问题。这个皮毛表证可不能小看,《伤寒论》397条中可是有一百多条是讲太阳表证的,而且由这点皮毛问题引出了一个完整的学术体系——三阳三阴六经辨证体系。所以研究阳气在体表的情况是十分重要的,对及时治疗,防止由表入里,特别是对未病先防有积极的意义。

中医对体表的认识,只有一个大致的轮廓,认为皮肤是覆盖在人体表面、直接与外界环境相接触的部分。有时简称为"皮",一般又习惯上将皮与皮毛混称,医学术语上常用体表来表述。中医认为皮肤为一身之表,皮肤的纹理及皮肤与肌肉间隙处的结缔组织称为皮腠,为腠理的组成部分,称为"腠"。皮肤是体表防御外邪的屏障。如《灵枢·百病始生》曰:"虚邪之中人也,始于皮肤,皮肤缓则腠理开,开则邪从毛发入,入则抵深。"

西医则对皮肤的认识较深、较细,说人体的皮肤分为三大层和五小层。三大层分为表皮层、真皮层、皮下组织。表皮层指我们皮肤最外面的那一层,起着保护作用;真皮层能够帮助我们的皮肤吸收水分,保持弹性;皮下组织是由一些脂肪细胞来形成的,能够帮助我们储蓄能量,调节体温。五小层分为基底层、棘状层、颗粒层、透明层、角质层等,分别起着保湿、光泽、防水、供养、决定皮肤颜色等作用。

中医虽然没有西医那样将皮肤分得那么细、那么深,但中医赋予皮肤(体表)的概念比较大,任务比较重,特别是中医将阳气的概念引入到体表中，给予了人体皮毛一个活生生看得见的实物实证，使得体表的功能得到认可，使得中医让人可信，使得治疗效果有统一标准，使得人们在养生保健上容易操作把握，让人不得不叹服先人的聪明和伟大。

中医将体表分为皮毛、肌肉腠理、筋脉三层，如《素问·阴阳应象大论》说："故邪风之至，疾如风雨，故善治者治皮毛，其次治肌肤，其次治筋脉，其次治六府，其次治五藏，治五藏者，半死半生也。"这句话虽然说是如何治疗，但字里言间已将人体体表分为三层，即皮毛、肌腠、筋脉。而且人体阳气充满体表，起着温润滋养卫外及调节作用。

第一层，皮毛。皮毛在人体分布最广，覆盖面最大，是阳气敷布最多最广泛的地方，在脏与肺合。这是因为肺有主宣发布散阳气的功能，肺功能强健，可以尽自己最大能力向相合之皮毛输布阳气，以实现卫外、保健及调节体温作用。中医将这种载满阳气的皮毛，称为巨阳、太阳。太阳一照，阴霾四散，焉怕邪侵。在临床上，皮毛充满阳气的人，往往很有活力，四肢温暖，皮肤温润，给人一种阳气满满的感觉。

第二层，肌肉腠理。脾胃主肌肉，阳气覆盖到这一层，因为阳气的化源充沛，往往给人一种肌肉健壮结实、血气方刚的视觉印象，特别是这种人常常声高气粗面红，是一种阳气明亮的状态，所以我们称之为阳明。

第三层，筋脉。因为位置较深，需要承受的任务是运转阳气和承接身体压力的重荷，这一层的阳气往往消耗较大，加之筋脉与肝胆相合，极易受外界情志刺激而影响功能，故这一层次的阳气敷布略显不足，中医称之为少阳。少阳的人心思较重，睡眠容易受影响，喜静，女性易痛经，敏感。但是只要乐观积极，看得开放得下，身体素质也是会很不错的。

总而言之，人体的体表分为三层，这三层都是阳气敷布的主要地方，虽有多（太阳）、盛（阳明）、少（少阳）之分，但只要有这团堂堂正正的阳气卫护，这团阳气就如铠甲，护卫着我们的身体，可以驱散病邪，强身健体。

从阳气在体表的三层分布范围可知，张仲景六经辨证体系中，太阳、阳明、少阳病本质上都是表证，太阳病病位在皮毛，麻黄汤疏散皮毛之邪；阳明病病位在肌腠，白虎汤清泄肌腠之邪；少阳病病位在筋脉，小柴胡汤调畅经脉即可。至于邪气进入内脏，出现诸多脏腑问题，则是由表入里，另当别论了。

28. 体表三层的阳气怎样补？

阳气具有防御外邪侵犯、增加人体抵抗力的功能。阳气常患少不畏多。阳气如雾露般的出入覆盖在人体体表，与皮肤、肌腠、筋脉一起，形成了人体一道抵御外邪的屏障，时时刻刻地起着防御外邪侵犯的作用。如果人体因外感、内伤饮食、劳倦等损伤阳气，人体的抵抗力就会下降，出现感冒发烧、鼻炎、风湿、慢性支气管炎、哮喘、消化不良、糖尿病、高血压、肾炎等一系列疾病，形成体表阳气虚的状态，就必须辨清到底是体表哪一层的阳气虚了，才能更好地针对性用药，取得满意的疗效。

体表第一层，即皮毛部位的阳气不足，大多表现为恶风，怕冷，动则自汗出，不愿活动，易过敏，或鼻塞，易感冒，或咳喘，面色㿠白，肤色缺少光泽等，这时候最好的补充皮毛部位阳气的方子，莫过于用玉屏风散。

玉屏风散来源于《丹溪心法》，由黄芪、白术、防风三味药组成。该方因为药简力专，效果明显，被比喻成"看家门""守大门"，是中医的"丙种球蛋白"。世人称赞其有"五德"。玉屏风的由来很有意思，根据《说文解字》记载"玉石之美有五德"，而玉屏风散的功效得名也有以下五德。

①用药平和，驱邪而不伤正，仁也。
②御邪于肌表，增益正气抗争，义也。
③建中扶正，益气固表，表里兼顾，智也。
④实腠理，祛外邪，勇也。
⑤药味虽少，配伍精妙，不妄加他药，洁也。

玉屏风散中黄芪、白术配合，使阳气旺于皮毛，风邪不易内侵；黄芪、防风配合，能固体表皮毛层阳气，能祛体表皮毛层风邪，共奏益气、固表、御风之功。所以玉屏风散是补体表第一层，即皮毛部位阳气的首选方。

体表第二层，即肌腠部位的阳气不足，在上述皮毛阳气不足的基础上，常见肠胃不和之腹痛，大便不成形，纳差，甚至低热，颈椎部肌肉酸痛强直，疲倦乏力，甚至冻疮、荨麻疹，及妊娠呕吐、多形红斑等，面色黄暗、晦涩，四肢不温。此时非用《伤寒论》第一方桂枝汤不可。桂枝汤是解肌祛表、调和营卫之第一方，有谚云："平生不识桂枝汤，纵称国医也枉然。"桂枝汤补体表肌腠阳气的效果，经方大师曹颖甫曾说过："病者服后，陡觉周身温暖，经脉舒畅，如曝冬日之下，如就沐浴之后。"将桂枝汤补阳气的功效形容得淋漓尽致，入木三分。

桂枝汤，因其确切的疗效，精妙的配伍，特别是其方中的桂枝、芍药，二味合用号称"神仙配"，其入表和里，行气活血，通阳和荣，祛风解肌，非常符合人体肌腠分布广、功能多、负担重的生理特点，所以世人给桂枝汤的美誉是"千古第一方"。

体表第三层，即筋脉部位的阳气不足，则常见抽筋，郁郁寡欢，易感冒；一感冒就出现寒热往来，四肢关节特别是下肢膝关节疼痛不舒，遇冷加重，腰酸背痛，常伴有失眠、纳差，面色晦滞中带青紫，常年腹部隐痛等。要进入体表第三层筋脉部位去补足阳气，此时则非小柴胡汤不可。"阳气者，精则养神，柔则养筋"，对这句话过去我总是一知半解，从小柴胡汤用柴胡配人参，治疗体表第三层筋脉部位的阳气不足时，方才领悟，原来柴胡是专门引人参进体表第三层筋脉部位，去补筋脉部位阳气不足的呀。真是妙！真是绝！小柴胡汤中没有人参，则起不到补阳气的作用的，只会徒耗筋脉之阳气。小柴胡汤因为配伍合理，适应病证广，很多名老中医广誉其效，称自己是靠一张小柴胡汤打天下的。

体表第三层筋脉部位的阳气不足，一般部位较深，肝又是主筋的，到筋脉部位这方面的中药，又多是耗气走窜之品，所以要补体表第三层筋脉部位的阳气，小柴胡汤不宜久用、过用、多用。要想保持第三层筋脉阳气作用的正常发挥，建议在日常运动锻炼的基础上，多采用按摩、艾灸的方法，其效果不但持久，而且没有副作用。譬如按照"天筋藏于目，地筋隐于足"的说法，将脚底面向自己，把足趾向上翻起，就会发现一条硬筋会从脚底浮现起来，这就是地筋。然后经常按摩这条地筋，把它揉软，可以起到补体表第三层筋脉部位阳气的神奇作用。

29. 头为诸阳之会

《素问·脉要精微论》中说："诸阳之神气皆上会于头，诸髓之精气皆上聚于脑，头为精明之府。"头为诸阳之会，是因为手足三阳经均会聚于头。手足三阳经在头面部的循行有前额、两侧、巅顶等不同部位。所以头部疾病，多与诸阳经阳气运行有关。以头痛为例，头连项痛，乃太阳经之头痛；痛在额角部，或偏头痛，乃少阳经之头痛；痛在前额，或连眉棱骨痛，乃阳明经之头痛。

头为诸阳之会，从人体的生理角度看，是大有益处的。中医虽然用心代脑主事，但位居头部的大脑小脑才是人体真正的生命中枢。头为精明之府，即是此意。大脑主持全身各脏腑组织机能活动，其本身需要大量的源源不断的阳气补充，诸阳经汇合于头部，才能保证人体生命中枢的特殊需求。由于头是全身阳气集中的地方，因此，头的火气也最大。阳气旺的人，稍一动作或在太阳烈日下，你就能看到他头顶上冒的热气。如果阳气运行失常，损伤了大脑，现今神经内科常见的脑血管疾病、帕金森病以及各种神经血管头痛、运动神经元病等，均可以发生。运用中医中药及针灸结合现代医学的治疗方法，可以取得一定效果。

阳气汇聚于头部，偏盛偏衰均可导致疾患。临床上常见的一种症状，就是头汗出。头汗出是指头面部或者头颈部出汗，而身体他处无汗的病证。金代成无己在《伤寒明理论》中说："头者，诸阳之会也。邪搏诸阳，津液上凑，则汗见于头也。"头汗出虽然不是多么大的病，但对患者的困扰是很大的。对头汗出的治疗，《伤寒论》中有详细论述，其病机均是邪热迫阳所致，而且只出现在三阳经病，而未涉及三阴经病。至于平时小儿睡觉时头部出汗，而无其他症状，以及常人进食辛辣食物或热饮时亦见头上冒汗，则属正常生理现象。

俗话说：热从头上散。现代医学研究表明，头部与人体热平衡的关系非常密切。尤其是进入冬季，人体散发的热量，头部要占50%以上。天气越冷，头部散发热的比例越大。头的重量仅占人体的2%，但每天所消耗的氧气却占人体总耗量的17%，消耗的能量占人体总耗量的22%。而且头部每日血流量2000mL/分钟，可见头部血液循环有多重要。中西医对头部的表述虽然各有不同，但实际意思是一样的。可以这样说，头部是诸阳之会，为人体之首，掌管着人体的一切活动，头部健康与否决定着人体其他各部位的健康状况。

30. 一个诸阳之会，能够通天的要穴——百会穴

百是一百、多的意思，会是交会之处。《会元针灸学》说："百会者，五脏六腑奇经三阳百脉之所会，故名百会。"也就是说，百会穴是人体诸多腧穴的交会处。百会穴位于人体最高处，又为手、足三阳经与阳脉之海的督脉的交会之处，因此本穴为人体阳气盛极之处。

百会穴是人体的天门穴，上接天气。如果头部是人体的司令部，那么，百会穴就是总司令的大脑，可以说是核心中的核心。

古代的道家认为人体自身存在着很多大药房，可以治疗疾病。道医们认为"四边有病中间平"，指出位居身体"中间"的四个穴位是"大药"，可以平定"四边"的疾病，而且适应证广泛，妙用无穷。这"中间"的大药指的是：一是头顶正中的百会穴；二是身体正中的脊柱；三是腹部正中的神阙穴（即肚脐眼）；四是脚心正中的涌泉穴。周尔晋先生将这四个穴概括为"天、地、桥"，百会是"天"，涌泉是"地"，脊柱和神阙是"桥"。只要记住这个形象的描述，就可以牢牢记住这四味大药了。

百会穴是阳气极盛之大穴，按百会穴，好比天降甘霖，滋润万物；好比阳光普照，大地生辉，可以源源不断地释放产生阳气，重新激活人体的生理功能及精神意志，让人振奋，活力倍增，所以百会穴不仅是一个治病救命的大穴，还是一个改变人的精神风貌的神穴。

《史记·扁鹊仓公列传》中扁鹊在救治虢国太子的时候，其中的"三阳五会"就有百会穴名列其中。其实，百会穴还有一个至关重要的秘密，就是它是人体督任二脉的开关之一。

百会穴的正确取穴位置，可以通过两耳角直上连线中点来取，或以两眉头中间向上一横指起到后发际的正中点。百会穴为人体督脉经络上的重要穴位，是治疗多种疾病的首选穴，具有升提阳气、大补阳气的功能。明代针灸大家杨继洲《针灸大成》里说百会穴："主头风中风，言语謇涩，口噤不开，偏风，半身不遂，心烦闷，惊悸健忘，忘前失后，心神恍惚，无心力，脱肛，风痛，心风，角弓反张，羊鸣多哭，语言不择，发时即死，吐沫，汗出而呕，饮酒面赤，脑重鼻塞，头痛目眩，百病皆治。"

能治百病的百会穴是人身上的一个提纲挈领的要穴。"人体有大药"，百会穴就是人身上自带的最好的药物。艾灸加按摩百会穴，有病治病，无病防身，提升阳气，经常使用，必定受益终身。

31. 督脉为阳脉之海，总督阳气

督脉，《难经·二十八难》说："督脉者，起于下极之俞，并于脊里，上至风府，入属于脑。"吕广注云："督脉者，阳脉之海也。"杨玄操注云："督之为言都也，是人阳脉之都纲。人脉比于水，故吕氏曰阳脉之海。"督，有总督之意。督脉行于背，背为阳。督脉与十二经脉中的手、足三阳经均交会，具体与足太阳会于百会、脑户、陶道等穴，与手、足三阳经会于大椎，又与阳维会于风府、哑门，与带脉出于十四椎（第二腰椎），所以督脉有统率各阳经和调节一身阳气的作用。

督脉循行于脊柱内，上行入脑，而脑又是"元神之府"，人体的一切神气活动都受脑的支配。神气活动的各种现象，又是阳气功能的外在集中表现。所以督脉有"阳脉之海"之称。

督脉为阳脉之海，也是全身阳气聚集和运行的通道。人体的十二经脉中六条阳经，就像六条满载阳气的河流汇入了大海一样，汇聚到督脉。特别需要点明的是，大椎穴是"入海口"，是六条阳经汇入督脉的地方。因此，大椎穴又被称为"三阳、督脉之会""诸阳之会"，是全身阳脉的交汇点。临床上，针灸按摩医生对这个穴位的使用特别广泛。若阳气被风寒所闭，从此处疏导开泄就能达到事半功倍的效果。若体内阳热过盛，可以从此处泻热祛邪，使邪热退而阳气复；若身体虚弱，从此处温补就最为合算，可以达到牵一发就能调动全身阳气的效果。

督脉长于胞中，由会阴历长强，循背理行至大椎穴，上到风府入于脑与任脉会合。督任二脉就像一条绳索一样绕着人的身体转一圈，循环一周为三个月时间，所以我们调治内分泌功能失调的女性患者，一般用药是以三个月、六个月、九个月这样，三个月为一个疗程进行调理。

督脉循行于脊中，入络于脑，所以与脑和脊髓联系密切。《素问·骨空论》说："督脉为病，脊强反折。"《难经·二十九难》说："督之为病，脊强而厥。"脊强、厥证，都是脊髓和脑的病变。临床上对强直性脊柱炎、脑卒中、癫痫、脊髓空洞症等脑髓损伤的疾病，常从督脉入手，以调畅督脉经络，使阳气循经布散以发挥"精则养神，柔则养筋"的作用，达到治疗目的。

督脉为天，主阳气。它连接着人体的手三阳和足三阳，也就是六条阳经，即胆经、胃经、大肠经、小肠经、膀胱经、三焦经。因此，当督脉经循行不畅时，就会造成六腑功能慢慢地下降。如胆囊炎的患者长期不愈，一般两年以上，患者就会出现内眼角鼻梁两边长斑的情况；诸如慢性肾炎、膀胱炎、尿道炎及痔疮脱肛等患者，临床治疗最后都要考虑到督主阳气功能，才能得到根治。

在人体后背的正中线上，也就是从颈椎到尾骨这段距离，是督脉运行阳气的路线。借助督脉这一功能，人们常用灸背这个方法给身体补充阳气。这也是临床上为什么艾灸、熏蒸、拔罐等大多在背部进行的原因。通过提升阳气的外治方法，借助督脉总督阳气的功能，可以激发人体自身阳气，经过复杂有序的经络系统层层传递至全身，恢复人体自愈力。

人体的气质、形体其实是与督脉息息相关的。"坐如钟，站如松"是古人对一个人综合修养的基本要求。保持好良好的坐姿及走路要求，会避免形体扭曲，保护好我们的腰椎脊柱，使其不受到损伤，使督脉畅通。督脉通畅，阳气充足，可以使人充满了阳光活力，又会使人保持良好的坐立行走形象，让人看上去精神抖擞，充满灵气。而且掌握阳气的督脉，还管理着一个增强人体气力的穴位，那就是命门穴。命门穴位于第二腰椎棘突下，与两侧肾俞穴相平。两肾之间的命门穴，乃生命之门户，是人体先天与后天阳气之入口，人体需要释放和储备阳气时，都要从这个穴位过，所以命门穴为强壮保健穴，号称人体真正的大力丸。点按命门穴，可以培补阳气，治疗虚损腰疼及阳气亏虚引起的一切病证。

督脉是人体奇经八脉之一，它所循行的重要位置，它所具备总督一身阳气的功能，都决定了它是人体上的一条重要生命线。督脉还是人体自备能治百病的好医生。现代研究发现，人体背部有大量平时处于休眠状态的免疫细胞，经常对后背进行刮拭、拔罐，可以激活这些免疫细胞，从而提高人体免疫力。所以即使是在无疾病缠身的情况下，平时也可通过刮拭、拔罐、艾灸刺激督脉，以调畅身体阳气，激发阳气的卫外功能，达到强身健体的目的，这是一种值得推广应用的全民保健疗法。

32. 四肢者，诸阳之本也

《素问·阳明脉解》曰："帝曰：善。病甚则弃衣而走，登高而歌，或至不食数日，逾垣上屋，所上之处，皆非其素所能也，病反能者何也？岐伯曰：四肢者，诸阳之本也，阳盛则四肢实，实则登高也。"此为四肢是诸阳之本的具体出处。对"四肢者，诸阳之本也"的解释，古今注家，各持己见。

王冰云："阳受气于四肢，故四肢为诸阳之本。"

高士宗云："手之三阳，从手走头；足之三阳，从头走足。故四肢者，诸阳之本也。"

古之医家多从四肢解，认为阳气受气于四肢，故为诸阳之本。而今之医者，则多从"本"字解惑，有以为是依据之意；有认为"本"字应为"末"之意；更有以为是人体十二经脉阳气起始和发源的地方。归纳起来，无外以下两种意见：

一是人体四肢是全身阳气的根本。

二是阳气为四肢的根本。

其实，无论怎样解释，都离不开一个事实，那就是四肢是人体运动的主要部件，人的奔跑行走劳作全靠四肢，所以四肢是观察人体阳气是否充足最直观的地方。阳气盛，则四肢强劲有力，动作灵活，耐力超强；阳气衰，则步履蹒跚，双手无力，不耐久劳，喜卧厌动。

同时，中医学说天人相应，喜欢取类比象，意为人就像一棵大树，下肢足部脚踩大地，植根土地，上肢手部双手托天，承接天象，天象地气尽收于人体，化为阳气。所以形容四肢有树木的根之意，但又不纯粹是这个意思，便掘去"根"的用字，取"本"字，说明四肢可作为阳气的"标志""象征"，又要作为吸收天地之气的接收器，故曰"四肢者，诸阳之本也"。一个"本"字，道尽了四肢是阳气的标志象征及阳气原来还有这么一个本原来处，可谓用意极深，匠心独具。

本，古文解释为草木的根、树木的干，如柳宗元《种树郭橐驼传》云："摇其本以观其疏密。"也有作本源、本来的、原来的解，如《孟子·鱼我所欲也》云："此之谓失其本心。"四肢是检验人体阳气是否强盛的地方，如果阳气在四肢表现不旺盛，那么痹证、疼痛、水肿、厥冷、麻木甚至阴疽等都会在四肢发生。从这个意义上讲，四肢是阳气的象征。例如《伤寒论》22条说："太阳病，发汗，遂漏不止，其人恶风，小便难，四肢微急，难以屈伸者，桂枝加附子汤主之。"是说发汗多了，伤了阳气，导致四肢拘急的病证。这条就是对"四肢者，诸阳之本也"的最好诠释。至于四肢是天地之气的接收器，或者是感受器，这个则是牵涉到修炼气功问题，平常人一般难以理解和感觉到，但事实上是客观存在的，需要进一步深入了解，在此就不再赘述。

此外，俗话说"两手一垂，阳气将灭"，说的是阳气受损，人的四肢很容易感受到这种变化，特别是在老人身上更为常见，许多老人或病久阳气流失者，手臂很容易下垂，也容易酸软无力，这都是阳气失去了温煦濡养作用之故。

33. 阳气的昼夜运行规律

阳气是人体内一种具有很强的活力且含有巨大能量的极细微物质。阳气的运动激发着体内的气化过程，推动和调控着人体内外的新陈代谢，激发人体内物质与能量的阴阳转化，负载和传递着人体内各种生命信息，激发和调节着人体内五脏六腑、经络腧穴、皮肤肌腠筋脉的各种功能，抵御病邪的侵袭，并能维护体内各组织器官的秩序，防止紊乱导致阴阳失调，从而维系着人体的生命进程。阳气的运动停止，人体内各种脏腑组织的气化活动也就停止了，代表着人体的生命进程也就结束了。

人体的生命活动与大自然是密切相关的，也是有一定规律可循的。《素问·生气通天论》说："故阳气者，一日而主外，平旦人气生，日中而阳气隆，日西而阳气已虚，气门乃闭。是故暮而收拒，无扰筋骨，无见雾露，反此三时，形乃困薄。"是说人身的阳气，白天主司于体表，早晨的时候，阳气开始生发，中午的时候，阳气最隆盛，到了傍晚的时候，阳气已渐趋衰减，汗孔开始关闭。所以到了黑夜的时候人就应该收敛闭拒，不要去扰动筋骨，也不要冒着雾露逆行。如果违反了上述昼夜时间段的阳气运动规律，久而久之，人的形体就会受到困扰使阳气衰减，出现很多健康问题。确实如此，当下很多慢性病如高血压、痛风、糖尿病、神经衰弱、心脑血管病、内分泌功能紊乱，甚至长期失眠、焦虑、抑郁等症，都是人们长期违反了人体阳气昼夜运行规律而导致的。特别是一些年富力强的社会中坚力量，借口工作忙，喜欢夜晚运动，破坏了自身阳气运行规律，不但身体素质得不到改善，而且导致了很多不应该出现的慢性病产生。所以掌握人体阳气昼夜运行规律，制定良好的作息时间计划，顺应自然变化，是养阳气、保身体的一个必要措施。

故《素问·金匮真言论》说："平旦至日中，天之阳，阳中之阳也；日中至黄昏，天之阳，阳中之阴也；合夜至鸡鸣，天之阴，阴中之阴也；鸡鸣至平旦，天之阴，阴中之阳也。故人亦应之。"阳主动，阴主静，顺天者生，逆天者亡。天人相应，人体的阳气运行必须顺应大自然的变化规律，才能达到人与自然和谐、阴阳平衡的目的。

掌握人体阳气昼夜运行规律，对临床工作十分有指导意义。如《灵枢·顺气一日分为四时》说："夫百病者，多以旦慧，昼安，夕加，夜甚。"是说白昼阳气旺盛，抵抗力强，功能活跃，能够抗邪，使病邪难以作祟，故疾病白天表现反而平静。到了夜晚，阳气功能下降，抗病能力弱，故疾病表现增剧。具体举例如下：

在诊断方面，如胃脘痛，白天痛甚而夜晚减轻者，多属于饮食不节，贪凉受寒，使阳气遏阻，正邪交争所致。常见于急慢性胃炎、胃神经官能症等功能性疾病。

如阳气衰减，邪损胃体导致的胃十二指肠球部溃疡等病，入夜阳气更虚，病邪更盛，其胃脘痛则是夜间加剧，白天缓解。

又如慢性肝炎、肝硬化等胁痛多在夜间加重，多为阳气虚衰所致。而阳气郁结尚强盛，抗邪能力强的人出现胁痛症状的，多在夜间减轻。汗出一症，白昼无热自汗，多属阳虚；夜晚睡中盗汗，低热，多属阳热过盛，阴血不足。充血性心力衰竭并发的心源性哮喘常在夜间发作，主要还是心血瘀阻，致阳气不降不能归位所致。

在治疗方面，如阳气上亢的高血压，常在白天阳旺之时症状加重，血压升高，入夜则缓解，根据这一特点，无论中药治疗还是西药治疗，在白天给药，则效果较好。至于阳气虚衰病证，投药则宜在夜间为佳。针对阳气昼夜运行规律，视人体阳气的盛衰状态，决定白天还是晚上给药的时间，这是符合中医辨证论治的原则，可以加强治疗的准确性，使临床疗效大大提高的。

在预防方面，某些疾病的发作和恶化与阳气昼夜变化关系密切。如脑出血多属阳气亢奋之证，其发作常在白昼活动之时，而夜间发作者少。脑血栓形成，多是体胖痰瘀为患，阳气阻遏致阳气不足，其发作常在夜间安静之时，而白昼发作甚少。由此可以根据患者的阳气状况，在相应的时间内密切注意，有可能避免病情的发作或恶化。

34. 阳气的四时运行规律

人与自然界是统一的整体，自然界的一切生物受春暖、夏热、秋凉、冬寒气候变化的影响，于是形成了春生、夏长、秋收、冬藏的自然规律。人体自然没有例外，同样受一年四季气候变化的影响。人体的阳气活动与四时季节变化息息相关。故《素问·四气调神大论》说："春三月，此谓发陈，天地俱生，万物以荣，夜卧早起，广步于庭，被发缓形，以使志生，生而勿杀，予而勿夺，赏而勿罚，此春气之应，养生之道也，逆之则伤肝，夏为寒变，奉长者少。夏三月，此谓蕃秀，天地气交，万物华实，夜卧早起，无厌于日，使志无怒，使华英成秀，使气得泄，若所爱在外，此夏气之应，养长之道也，逆之则伤心，秋为痎疟，奉收者少，冬至重病。秋三月，此谓容平，天气以急，早卧早起，与鸡俱兴，使志安宁，以缓秋刑，收敛神气，使秋气平，无外其志，使肺气清，此秋气之应，养收之道也，逆之则伤肺，冬为飧泄，奉藏者少。冬三月，此为闭藏，水冰地坼，无扰乎阳，早卧晚起，必待日光，使志若伏若匿，若有私意，若已有得，去寒就温，无泄皮肤，使气亟夺，此冬气之应，养藏之道也，逆之则伤肾，春为痿厥，奉生者少。"详细地论述了春天是万物生发的季节，人体内的阳气渐渐兴旺起来，阳气向外发散，皮肤毛发开始舒张，这个季节阳气的升发，主要是靠肝的疏泄。夏天气候炎热，生机旺盛，是人体阳气最盛的季节，人体阳气活跃于肌表，稍不留神，心脏就易受到伤害。秋天是万物肃杀的季节，果实成熟，开始收藏，人体的阳气也要开始肃降，这个季节是肺经当令，注意养肺。冬天是万物凋零、生机潜伏闭藏的季节，此时自然界阴气日盛而至极，人体的阳气则日微而复萌，人体的阳气需要密固而潜藏于内，是肾主事，需要进补。并谆谆告诫人们，四时阳气运行规律是万物由生而死、由始而终的根本法则，顺应它，就会健康无病；违背它，就会患病夭折。故后文说："故阴阳四时者，万物之终始也，死生之本也，逆之则灾害生，从之则苛疾不起，是谓得道。"

现代科学研究成果表明，春夏秋冬，四时更换，月落亏盈，昼去夜来，花开花落，这个世界上的万事万物都在按自己的规律不停地运行着。各种生物也随着四时季节变化，显示出相应的节律周期，这个节律叫生物周期律。人体阳气的活动与四时季节变化周期律是同步的、统一的。掌握阳气的四时运行规律，对人们防病治病具有积极的指导意义，比如春季多温病、秋天多疟疾等。正如《素问·金匮真言论》说："故仲夏善病胸胁，长夏善病洞泄寒中，秋善病风疟，冬善病痹厥。"此外，某些慢性病往往与季节的变化和节气的交换有关，例如心肌梗死、冠心病、气管炎、肺气肿等病阳气常处于痹阻或亏虚状态，常在秋末冬初和气候突变时发作；精神分裂症等多表现为阳气亢奋状态，容易在春秋季节发作；青光眼属肝肾阳气气机不畅达，常发作于冬季等。掌握和熟悉阳气的四时运行规律与疾病发生的关系，对防病治病保健是很有帮助的。

35. 人，实质上就是一团阳气

人类是自然的产物，对人体而言，决定人体生命活动的基本要素是大自然赐予人类的能量，来自太阳。阳为能量，是功能；阴为物质，是形体。阴是阳的浓缩和相对静止、固化的状态，阳是阴的释放和运动、气化状态。道生一，一生二，二生三，三生万物。因此，人的阴阳本是一体，是大自然这个道生一的关系，是同一能量体的两种不同形态，即一生二的关系。三生万物，则是阴阳二气相互作用，靠阳这个能量气化体在人体五脏六腑、四肢百骸、筋骨经脉、肌表腠理运行变化的各种生命现象。从这个意义上说，人就是一团阳气。

阳气在体内由心为之大主，脾胃的运化及中转，肾的密固加工，经肝肺圆圈的左升右降，维持秩序，通过人体内高速双向八车道的三焦快速道，经过密布全身的经络这个省道、市道、县道、乡道、村道，运往全身各个角落，发挥着温煦濡养防御等各种作用，维持着人体的生命活动。这团阳气，就像太阳东升西落一样，升降回旋，如环无端，周流全身，生生不息。实际上，大自然天地之间的一切事物，实质上都是一团气在不停地转。宇宙如此，世界如此，人同样也是如此。

人体的这一团阳气，升不上去会生病，降不下来也会生病，心无所主，更是涣散杂乱。阳气在人体，无论亏或盈，无论阻遏还是陷落，都是会导致人生病的。治疗的时候，只要帮助阳气恢复正常运转，所有的疾病都可以很简单的治愈。

宇宙的起源，是先有能量，后有物质。能量是运动的，物质是相对静止的。古书中强调阴阳平衡，但阴阳的作用是千差万别的，在阴阳平衡当中，阳是起主导和统领作用的。阳主阴从，阳生阴长，阳杀阴藏，阳外阴内，阳气就是天上的太阳。所以说，人就是一团阳气，万病从阳治，养生就是养阳气，此之谓也。中医和西医最大的差别就在于：西医通过X光、磁共振等测量人有形的物质体来分析疾病产生的原因，通过化学药品及手术治疗等来改变人有形的物质层面，去达到治疗的效果；中医则关注人的能量体，即阳气，通过关注阳气这个能量体，让人体的阳气运动与自然保持一致，同时通过自然的能量场来影响人体的阳气场，从而达到治疗的目的。所以说，中医治阳，注重能量体的改变；西医治阴，注重有形物质体的改变。

36. 阳气在体内有三把火

阳气是中医理论最重要的基本概念，《黄帝内经》中百余处提到阳气，其中尤以《素问·生气通天论》言之最详。所谓人的"生气"即是阳气，如姚止庵云："生气者何？生生之气，阳气也。"《素问·生气通天论》所述阳气者凡五见：一曰"阳气者，若天与日，失其所则折寿而不彰，是故阳因而上，卫外者也"。二曰"阳气者，烦劳则张，精绝，辟积于夏，使人煎厥"。三曰"阳气者，大怒则形气绝，而血菀于上，使人薄厥"。四曰"阳气者，精则养神，柔则养筋"。五曰"阳气者，一日而主外。平旦人气生，日中而阳气隆，日西而阳气已虚，气门乃闭"。足见阳气对于生命之重要。为了表达人们对阳气在人体上的重要性的认识，民间传统说法，认为阳气在人体外有三把火，即人的双肩及头顶各有一把无名火；也有叫三昧真火的。这三把火会随人体自身阳气的时强时弱而跟着强或弱。这种说法有它一定的道理，因为头顶、肩部是人体的最高处，阳气也是往外、往上走的，所以阳气的强弱很容易从上部首先得知。古人称火为"阳之精"，《后五行志》云："火者，阳之精，火性炎。"《河图·汴光篇》曰："阳散精而分布为火。"所以火是阳气的一种重要表现形式。其实，传统中医理论也认为人体内存在三把火，那就是君火、相火、命火。试分别述之如下。

君火、相火二火最早见于《素问·天元纪大论》中"君火以明，相火以位"。在大多数医家看来，君火即心火，心主神明，为此应是澄澈清明，不能蒙浊；相火是肾火，应安于本位，不能妄动。通俗来讲，心主神明，为阳气之大主，"神"通"伸"，可以通过阳气的辐射，延伸感知到身体以外的气味、声音，甚至捕捉各种事物所发出的微妙信息。这种感知的能力，取决于人体阳气的盛衰，特别是人体凝心入定的修为。我们经常讲这个人精神好，面色红润光亮，特别是那双眼睛，目光炯炯有神，可以穿透人心，反应灵敏，说的就是君火以明的道理。君火光明，照亮前方，才能穿透黑暗，感知周围的环境及所有的人与事。有句古话叫"神能烛物"，神就像蜡烛一样，可以照亮周围的事物，也是这个意思。所以君火以明，实际上代表人的神识对外界的反应的清晰程度，很清晰，很真实，才叫明。阳气不足，神识昏聩，就是对周围的一切都糊涂了，不知道周围发生了什么，就叫君火不明。因此这个君火非常重要。

相火也是阳气，相火犹如龙潜水中，由肾来固密阳气，源源不断地给君火提供能量和物质。所以相火宜潜藏，安居其位，不能"乱跑"，导致阳气与精血亏空。如果肾失固密，使龙性上亢，就会出现相火妄动，飞龙在天的状态。明代医家张景岳说的好："君者，上也；相者，下也。阳在上，即君火也；阳在下者，即相火也。上者应离，阳在外也，故君火以明；下者应坎，阳在内也，故相火以位。火一也，而上下幽显，其象不同，此其所以有辨也。"

对于人体而言，正是因为"君火以明，相火以位"，也才有了正常的"心肾相交"，于是人体的正常状态就会是脚下温暖，头脑清亮。在病理情况下，不管是君火过亢、相火过亢、君火虚衰、相火虚衰等，都可以引发不同的病证。

人体内的第三把火是"命火"，即命门之火。

君火相火是对应的，都是后天之火。而命火则是先天之火，是独立于后天之君相火之外的一种先天之阳气。人出生后，命火点燃完生命的火种，随后的生长壮老已则大多靠后天的脏腑组织、四肢百骸、筋骨肌腠去运行，命火只是存在于现有人体系统之外的一个独立体系，虽然与后天之火共存共出入一个身体，但其火种带着累积的神识及基因在体内潜伏着。只有当后天的阳气及有形身体物质消耗到一定程度，命门火才会显露一定"真面目"。命门火在体内一般情况下，是不会直接发挥作用的，即使需要发挥作用，那也是必须经过长期的修炼，或用一定的药物，才会假手于五脏六腑去发挥间接的作用。

所以好多古今医家对命门争论不休，没有定论。有说命门是眼睛的，有说命门是右肾的，有说两肾之间是命门的，有说命门是肾间动气的，有说命门是产门、精关的，总而言之，说法很多，都是似是似非。其实，对命门之说，只有赵献可的认识才最有道理，接近于命门的真相。赵氏以为命门是一个独立的东西，有超越十二经的功能。那么，按照这个思路去考虑问题，人就是先有命门，后有五脏，这个可以解决人的生命本源是什么的问题。命门既是点燃五脏功能系统的原始火种，那么肯定是能够参与调控五脏系统的功能，那么就可以从更深层次去分析解决病证发生的轻重缓急、治疗层次，及预后转归。所以命门火的研究，可以从君相之火与命门火之间的关系入手，给予阳气体系的多层面建立提供多维视角。

人体内三把火的游走运行，奠定了人体内阳气运动的基本基础，也解决了许多阳气本身说不清楚的问题。特别是君相二火与命门火的先后天关系问题，解决了许多人这个复杂结构的层次模式问题，给我们中医理论去认识解决许多复杂的生命现象提供了切入点，如若与现代生命科学研究接轨，将会爆发出不同寻常的科技成果。

37. 命门主持调节人体阳气

命门是人的生命之门。命，指人的生命，门是门户。

命门既有功能，又有形态，那应该就是一个单独的脏器。但从中医阴阳五行、藏象等学说的基本精神来看，命门不是一个单独的形态单位，而是一个关系着人体"性命之本"，主宰五脏六腑功能活动的命门系统。这个系统主要是靠两种物质对人体阳气进行调节和控制的。

第一种物质是父母的先天之精。明代赵献可明确指出了命门之火是人体生命原动力的观点。他在《医贯·玄元肤论》中提出："人生男女，交媾之时，先有火会，而后精聚，故曰火在水之先。"非常准确地指出了先天生命产生的动力条件。这个结论比现代生殖学起码要早三百年。赵氏在《医贯·五行论》中认为，命门系统不仅是先天元精的动力源，而且对后天脏腑阳气的存在与功能起着推动与温煦作用。赵献可认为，命门系统是"先天无形之火"，与后天有形之火不同，它是阳光，能生物，内含生机，不畏水。所谓先天之火即命门之火，是"水中火""不焚草木，得雨益炽""水养火"，命门系统之火是人体生命的来源和根本，靠的就是先天父母之精。这个先天父母之精，决定了后天身体之阳气强弱，秉承了先天父母之基因，传递了先天父母之许多生理病理信息，对人身体后天之生长壮老已起着决定性的控制及调节作用。

命门系统作为生命的本源物质，在人体的太极层面之上勾画出由先天无形阴阳而化生有形阴阳的生命孕育过程。现代人体生命与遗传的理论就表明是建立在细胞分子生物学的基础上的。个体生命的初始是由健康的受精卵经卵裂形成卵裂球，再集合成桑椹胚，形成胚泡，并植入子宫内膜，继续发育到了胚层阶段，以此分化发育各器官。而各器官的正常与否又主要取决于遗传自父母基因的组合。当时中医在没有显微镜的条件下，就敏锐地认识到了先天之精的重要性，并认为这是通往生命的门户，决定着以后身体生命活动力的盛衰，这真是一个非常了不起的发现。

第二种物质是天癸。天癸这种物质属阳气的一种。天癸的"天"是指先天，它禀赋于父母先天之精，内含先天父母之精的神秘遗传密码。天癸的"癸"是壬癸水，壬是"阳水"，癸是"阴水"，意味先天之精要靠后天之水进行生长养育，待人体生命生长发育到一定程度时，命门系统释放出天癸物质，也就是我们现在所说的精气充盛到一定程度，命门系统释放分泌出天癸，促进人体的生长发育，脏腑充盛，骨骼成熟，气力倍增，表现一派阳气旺盛的格局。所以这个时候我们可以肯定，是命门系统通过释放分泌天癸物质，来加强和控制人体五脏六腑功能活动即阳气系统，同时促进人体生殖繁衍。天有定数，人有周期，随着命门系统之火慢慢消耗殆尽，天癸物质渐渐释放减少，直到枯竭，人体的这一生命周期即将结束，个体生命之棒已接力于下一代，进行下一个轮回。

命门系统释放和分泌天癸的内容，与现代医学中的内分泌有极其类似之处。肾上腺皮质、甲状腺、性腺及垂体前叶、睾丸、卵巢等分泌的激素，与中医所谓的天癸，是有相通之处的。

两千多年前，中医学中就有这样的认识，充分说明了中医这门古代医学的生命力的强大和科学。

所以说，命门系统作为独立于五脏六腑系统之外的器官，通过释放和分泌天癸，就像现代医学所说的腺垂体中分泌出来的激素，如生长激素、促甲状腺激素、促肾上腺皮质激素、泌乳素和促性腺激素等等，来促使人体完成生长发育、新陈代谢及生殖功能。命门系统作为人体阳气调节和控制的另一个人体系统，充分说明了人体生命结构的复杂及可调控性，对认识和研究人体生命复杂现象、防病治病、保持健康有积极的指导意义。

38. 阳气在中医学中的说法

　　阳气流行于全身，无处不到。由于阳气的分布部位与功能特点不同，历代医家的叫法又不一致，从而给后学者带来很多困扰。其实，所有的人体之气只有一种，那就是阳气。现将其一一介绍如下，以正视听。

　　（1）**生气**。指生命之气，也即阳气。出自《素问·生气通天论》。姚止庵《素问经注节解》云："生气者何？生生之气，阳气也。"

　　（2）**人气**。指人体阳气。出自《素问·生气通天论》："故阳气者，一日而主外，平旦人气生。"

　　（3）**正气**。指人的抗病能力，阳气的别称。如《素问遗篇·刺法论》："正气存内，邪不可干。"

　　（4）**真气**。指维持人体生命活动的真元之气。其实就是指阳气。言真气，主要是为了加重阳气功能重要性而言。出自《素问·上古天真论》。

　　（5）**经气**。运行于经脉中的阳气，也叫脉气。出自《素问·阴阳别论》："淖则刚柔不和，经气乃绝。"

　　（6）**元气**。亦称原气。是中国古代的哲学概念，指产生和构成天地万物的原始物质，始见于先秦哲学著作《鹖冠子》。中医学借鉴过来作活力、生命力解释。原、元，有最初的、开始的意思，中医为了区别其他阳气，又作原动力解。其实都是人体阳气的意思。如《难经·三十六难》说："命门者，诸精神之所舍，原气之所系也。"

　　（7）**卫气**。指运行于经脉外及皮肤肌腠间的阳气。如《灵枢·本藏》云："卫气者，所以温分肉，充皮肤，肥腠理，司开合者也。"《素问·痹论》云："卫者，水谷之悍气也，其气慓疾滑利，不能入于脉也，故循皮肤之中，分肉之间，熏于肓膜，散于胸腹。"

（8）宗气。指积于胸中的阳气。首见于《灵枢·邪客》："宗气积于胸中，出于喉咙，以贯心肺，而行呼吸。"

（9）中气。指中焦脾胃运转机能的原动力，也是指脾胃之气。所谓原动力，就是阳气。如《灵枢·口问》："中气不足，溲便为之变，肠为之苦鸣。"

（10）心气。指心的生理功能。也就是心脏所表现的阳气功能。出自《灵枢·天年》："六十岁，心气始衰，苦忧悲，血气懈惰，故好卧。"

（11）肾气。指肾脏的功能活动，也就是肾脏功能活动的阳气表现。现大多是肾气、元气、真气混为一谈。

（12）荣气。也称为营气。实际上是指有濡养作用的阳气。古人常将荣气与卫气并谈。现在已将荣气等同血液，荣血一体，从而偏离了古人的意思。见于《灵枢·营气》。

气，最初是一个哲学命题。在《黄帝内经》问世之前，气的概念便产生了。先秦时期，老子、宁研、尹文等哲学家提倡"气一元论"，认为气是构成天地万物的原始物质。《黄帝内经》以此为基础，与医学实践及有关天文地理气象等知识相结合，形成了中医独特的中医学理论——阳气学。认为人体阳气是物质，只不过其极其细微，以当时的科技水平，肉眼难见罢了。认为阳气是生命的本源，是构成人体生命的基本物质。中医学数千年以来，试图以阳气为纲，用阳气这个共同的物质基础，统一说明人的生命现象、生理活动、精神意识、病理改变、临床诊断、针药治疗等，使之成为一个完整的阳气学理论体系。但由于历代医家理解有偏差，实践对象有不同，治疗诊断标准没统一，特别是随着现代科技的飞速发展，中医学至今仍停留在"象"上，对阳气的组成成分、精准作用甚至连名称都不能统一，所以中医学与时代显然是有脱节的。中医急需面对现实，奋起直追，丢掉一些不可取的部分，统一标准，统一方法，满足时代的发展要求，才不会落后，以致被淘汰。

39. 随呼吸在人体体表三层运行的阳气
——五十而复大会

在人体体表三层运行的阳气，又叫营卫之气。营卫之气是怎样在体表三层运行的呢？《灵枢·营卫生会》回答说："营在脉中，卫在脉外，营周不休，五十而复大会，阴阳相贯，如环无端。"所云"五十而复大会"，是指营卫之气在人体运行五十周次，然后再复会，合于一起。然营卫之气一昼夜循行五十周次是怎样推算的呢？五十而复会的地方又是何处呢？根据《黄帝内经》有关篇章的记载，营卫之气一昼夜运行五十周次，是据《灵枢·五十营》有关数据推算出来的。

《灵枢·五十营》指出营卫之气是沿着二十八脉循行，"人经脉上下、左右、前后二十八脉，周身十六丈二尺，以应二十八宿，漏水下百刻，以分昼夜。故人一呼，脉再动，气行三寸，一吸，脉亦再动，气行三寸。呼吸定息，气行六寸，气行六尺……十息，气行交通于中，一周于身，下水一刻，是行二十五分……一万三千五百息，气行五十营于身，水下百刻"。据此，可以从以下两方面推算出营卫之气一昼夜在体内运行的次数。

一，因为人体全身经脉的总长度是16丈2尺，昼夜的呼吸又是13 500次，一呼吸行6寸，因此营卫之气在体内循行一周的呼吸次数为16丈2尺÷6寸=270。一昼夜在人体运行的次数为13 500息÷270息=50。

二，古时以滴水计时，一昼夜漏水下百刻。营卫之气在人体循行1周，所需时间是漏水下2刻，从时间上计算，在人体一昼夜运行也是50周次。

关于营卫之气复会何处的问题，在《灵枢·营卫生会》就有明确回答。即"五十度而复大会于手太阴"，也就是说，营卫之气在人体运行五十周次之后，两者又在手太阴肺经交会。

营卫之气昼夜循行体表五十周次，主要是为了给身体提供营养、增加热能、抵御外邪和帮助体内进行新陈代谢的，营卫之气随着肺的呼吸运行，一呼一吸，气行六寸。营卫之气在体表三层循行，同样是需要消耗阳气的，而阳气消耗多少，则全靠肺的呼吸把握。所以营卫之气循行全身体表五十周次后，需要在手太阴肺经交会，以期补充能量消耗。

现代研究表明，呼吸与健康的关系十分密切。呼吸是我们从母体分离出来以后学会的第一件事情，人是靠呼吸存活下来的。很多人不知道，正确的呼吸方式是人体健康与长寿的密码之一。呼吸也分为很多种，其中腹式呼吸是对身体最有益的。

现代人呼吸次数比古人多，每天大约17 000次，每次只用3.3秒，而且浅短，使空气不能深入肺叶下端，导致换气量小，每天只有20%的肺活量被利用，让很多人一生中只使用了肺活量的三分之一。浅短而快的呼吸方式不仅让人大脑缺氧，感到疲惫，还与焦虑、抑郁、压力、心脑血管病，甚至癌症紧密相连。更关键的问题是，浅短急促的呼吸方式，会使营卫之气运行加快，昼夜循行次数大大超过五十周次，增加阳气消耗，久而久之，会严重影响人体健康，使寿命缩短。所以掌握正确的深呼吸即腹式呼吸方式十分重要。

正确的深呼吸方法要把握好两个原则，即匀和缓。

吸气时，尽量用鼻子均匀缓慢地吸气，尽量深吸，吸到吸不进气体为止，呼气时要用力往出吐，假想自己在吹一个气球，这样才能最大限度地将废气排出体外，以保证交换的气体多一些。

最科学的呼吸方式为：吸——停（屏气10秒或20秒）——呼。这样可以使呼吸质量提高，呼吸次数减下来，不至于加重营卫之气循行周次，减少人体阳气消耗量。

深呼吸毕竟不是常用的呼吸过程，对于有冠心病和脑动脉硬化的人来说，要谨慎。

40. 人体阳气的最佳状态——少火生气

《素问·阴阳应象大论》云:"阴味出下窍,阳气出上窍。味厚者为阴,薄为阴之阳;气厚者为阳,薄为阳之阴。味厚则泄,薄则通;气薄则发泄,厚则发热;壮火之气衰,少火之气壮;壮火食气,气食少火;壮火散气,少火生气。""少火生气"的说法就出自这段。

火,因为摸得着、看得到,所以是阳气的象征。张景岳《类经》中说:"火,天地之阳气也。天非此火,不能生物;人非此火,不能有生。故万物之生,皆有阳气。但阳和之火则生物,亢烈之火反害物,故火太过气反衰,火平和则气乃壮。"说出了人体阳气最佳状态是处于"少火"的情况。人体一年四季都能够保持四肢温暖,五脏六腑各项检查指标正常,精神饱满,睡眠佳,纳食可,二便调,就可以说是人体阳气处在最佳的"少火"状态。

少火就像是春天一股柔和的风,夏天一棵大树下的荫庇,秋天一轮皎洁的明月,冬天一缕暖暖的阳光,让人感觉到很舒服,很惬意,很快活。就像人处于青少年状态一样,生机勃勃,这才是人体阳气的少火生气。

古代农耕社会,家家户户都是用柴火做饭,如果火候把握适当,饭就容易熟,很香。如果火力太大,过猛,饭就容易烧焦。这种生活现象移植到医学中,我们就叫它"少火生气,壮火食气"。所以人体阳气在正常的情况下,有温煦脏腑经脉等作用,中医称之为"少火"。与此相对,在病理情况下,阳气过盛,机能亢奋,以致伤阴耗液损伤形体,此种阳气过亢称之为"壮火"。壮,就是大、猛的意思。故《医学正传》云:"少火生气,谓滋生元气……盖火不可无，亦可少而不可壮也，少则滋助乎真阴，壮则烧灼乎元气。"这些都表明，当少火转变为壮火，人体内阳气过亢而致火热内盛时，就会使人体内的脏腑经络气机受到损伤，影响脏腑经络气机功能，即所谓"壮火食气"。

记得年轻时在南昌读大学时期，为了锻炼身体，一年四季，甚至刮风下雪，早上都起来跑步。久而久之，跑步的时候，人感觉很轻松，出汗全身发热，心跳呼吸都加快，可是到了上午上课的时候，特别是十点以后，感觉很疲倦，打瞌睡，注意力不集中，一直不解其中道理。后来慢慢悟到原来跑步的时候，人处于"壮火"状态，"壮火食气"，原来是把自己的阳气提前给损耗掉了。以后改为每天傍晚散步休闲，将身体处于"少火"状态，倒是把身体给强壮起来了。古人真不欺我辈也！

王冰曰："火之壮者，壮已必衰，火之少者，少已则壮……人之阳气，壮少亦然。"以火之壮少，类比人之阳气，指出人体阳气如火，由少而壮、由壮而衰的生理病理变化过程。壮已必衰，过盛的阳气往往潜藏着衰弱的趋势，这也是中国古代哲学阴阳转化原则的体现。老子《道德经》说的好："物壮则老。"故只有少火乃对应青少年状态，茁壮成长，生机盎然，是以少火生气，是人体阳气的最佳状态。壮火乃是机能将要衰退之火，很多慢性病人即是如此，必然会消耗人体的阳气，即所谓壮火食气。按照少火生气的原理，人体的生命活动最忌"满"，饮食忌十分饱，穿衣忌十分暖，睡觉忌过头，凡事留一线，总有生机无限。

41. 阳气在预防疫疠中的作用

疠气，即疫疠之气，是属于一类具有强烈传染性的病邪。疠气所致的疾病，每多互相传染，易流行，中医称之为疫疠。对疫疠的记载，历代皆有零散记录，真正系统性论述疫疠诊断治疗，自成体系，至今仍有指导意义的书，当属东汉末年张仲景的《伤寒论》及明末清初吴又可的《温疫论》。据记载，当时传染病大流行期间，都是大量人口非正常死亡。两位大医学家，都是痛定思痛，有感于往昔之沦丧，有伤于横夭之莫救，乃奋笔疾书，创新革弊，期望给予后世留下宝贵经验，使世人免除疾病困苦。

对疫疠发生的原因，在吴又可之前，主要认为是由一岁之内，节气不和，寒暑乖侵，或有暴风疾雨，雾露不散，人感乖戾之气，即四时不正之气而生病。吴又可则创造性地指出："病疫之由，昔以为非其时而有其气，春应温而反大寒，夏应热而反大凉，秋应凉而反大热，冬应寒而反大温，得非时之气，长幼之病相似以为疫。余论则不然，夫寒热温凉，乃四时之常，因风雨阴晴，稍为损益，假令秋热必多晴，春寒因多雨，较之亦天地之常事，未必多疫也。伤寒与中暑，感天地之常气；疫者，感天地之疠气。在岁运有多寡，在方隅有厚薄，在四时有盛衰。此气之来，无论老少强弱，触之者即病。邪从口鼻而入，则其所客，内不在脏腑，外不在经络，舍于夹脊之内，去表不远，附近于胃，乃表里之分界，是为半表半里，即《针经》所谓横连膜原是也。"这里，吴又可创造性地指出了疫疠是感受了天地的疠气所致。

至于怎样预防疫疠的发生，自古至今，基本没有突破，都是按照"正气存内，邪不可干"原则来的。认为阳气是防病抗病的人体正气，只有加强人体阳气的抗邪能力，才能有效地预防疫疠的发生。譬如经历过 2003 年、2004 年的抗击"非典"，特别是 2019 年 12 月以来我国发生的新型冠状病毒肺炎疫情，全国各地中医药预防措施主要有两条：一是针对病毒，采用具有抗病毒作用的中草药预防；二是提高免疫力，主要是用提高人体阳气功能的中药进行预防，大多选用玉屏风散作为基础用方，如笔者所在医院生产的保肺口服液。但是，用提高阳气功能来预防疫疠的发生，是一条基本路径，问题是中医药是提倡辨证论治的，只有当患者阳气不足的时候，使用增强阳气力量的药，才有效果。如果这个人本身阳气功能强，那么再用提高阳气能力的药，会不会矫枉过正呢？这是其一。其二，阳气是中医思考五脏六腑功能的一种外象思考工具，中医通过外在阳气的运行变化表现，才能判断人体是哪一个内脏出了问题，如果我们出于对疫疠的预防补阳气，究竟有没有实际作用？并且作用原理是什么？能不能找出具有针对性的效价高的中药？这是个大问题。更关键的是，撒网式地将补阳气的中药开进去，有没有实际意义？是不是违背了中医辨证论治的理论体系？浪费药材先不谈，难道不需要我们再次向张仲景、吴又可学习，对中医理论体系进行一次深层次的反思吗？

时代的发展，社会的进步，特别是人们生活水平的提高，人们迫切地追求健康积极生活质量的要求，给中医药带来了极大的挑战。如果中医药工作者们不去革新变旧，总是裹足不前，拿老一套的东西去应付、去满足人们日益增长的要求，那么今天满大街的艾灸泡脚养生馆，特别是各级医疗机构无差别无针对性地开展中医针灸推拿项目，预计要不了多久，这些泛滥成灾、滥竽充数的东西必然会被人们唾弃。阳气，发展到今天，再也不能像天上的太阳，不能像天上的云彩，它必须要变成雨滴，让人们实实在在地看到它是怎样滋润大地的。让人摸得着、看得见，这是人们的一个最基本的要求。让阳气在现代科技中显露无遗，知道它的组成结构，知道它的成分，精准地分析人体到底缺乏哪一种阳气因子，然后精确给予补充，来预防所有疾病的发生发展，才是我们这个时代的高光要求。如果我们还是言不离古人所曰，行不离古人所云，亦步亦趋，其后果不言自明。

42. 五行是五种阳气物质的运动变化

学中医，谁都绕不开五行学说。中医是以五行学说作为体系框架和推理手段的，五行学说对中医的影响是至深至远至久的。中医理论中任何一种学说，都有五行学说的内容和痕迹，尤其是脏腑学说更是如此。

五行指木、火、土、金、水五种物质的运行。五行学说是以木、火、土、金、水五种物质的特性及其相生和相克规律来认识自然、解释自然现象和探索自然规律的一种宇宙论和方法论。五行学说在中国思想史上属于朴素的唯物论和辩证法范畴。

所谓木、火、土、金、水，按其字义理解，充其量只能是自然界的五种具体的物质和材料，所以有"五材"之说。但把自然界五种材料，赋予"行"的概念，则其意全都变了。五行的"行"字，《说文解字》说"人之步趋也"，也就是迈步行走的意思，进而可引申为行动、活动、运行、运动，甚至变化。因此，所谓五行，赋予了五种物质灵性，抽象升华为自然界五种物质的气，气是不断运动变化着的，向上、向外、向下、向内，前后左右到处走动，那就是阳气。所以说，所谓五行，是指五种阳气物质的运动变化。东汉王充在其《论衡》中说："五行之气，天生万物，以万物管五行之气，五行之气更相贼害""金不贼木，木不成用，火不炼金，金不成器，一人之身含五行气，一人之行有五常之操。"肯定地将五行赋予了气的说法。

根据五行理论，事物与事物之间存在着一定联系，而这种联系促进着事物的发展变化。五行之间存在着相生相克的规律，因此，生克制化就是五行学说用于概括和说明事物关系和发展变化的基本观点。相生，含有互相滋生、促进、助长的意思。相克，含有互相制约、克制、抑制的意思。制化，通过相生相克的运动发生变化。

五行理论从引进到中医学中那时起，马上就将肝心脾肺肾五种看似独立的器官，以及筋骨肌肉皮肤经脉毛发等，甚至目舌口鼻耳等所有的人体实质器官形成了五大系统。五大系统之间相生相克、相互协调、相互促进、相互制约、相互克制，通过生克制化，产生了阳气这个概念，也就是说经过五大系统之间的阳气运动变化，全面阐述了人体的生理功能、组织结构及其相互联系和病理变化，以及诊断制方用药。真正地将中医学系统化，使中医学由形而下的直观、原始，上升为形而上的抽象、升华。故《素问·天元纪大论》说："夫五运阴阳者，天地之道也，万物之纲纪，变化之父母，生杀之本始，神明之府也，可不通乎！"首次把五种阳气物质的运动变化和阴阳并列起来，都看成是孕育孵化产生生命的本源。

自然界的五种物质，作为静止的状态，就是五种材料。如果赋予阳气的概念，作为相互影响变化的不同形式存在，就是五行。五种物质一旦被赋予阳气概念，运动变化产生活生生的征象，让人抓住现象看本质，那就是五种思维理论，又称五行思维，简称五维。五行是五维的构成，五维是变化的五行，用五维视角去看人体阳气的变化运动，才真正是多广度、多深度的，至今仍有其积极意义。

43. 阳气的病理机制

阳气既是构成人体的精微物质，也是脏腑功能活动的产物，更是维持人体生命活动的最基本物质。阳气是无形的，可感知而无法用肉眼看到，正常状态下，是布散全身，无所不在的。也无时无刻不在周身运动，推动人体一切的生理功能，具有温煦机体、抵御外邪、固摄精气等多种作用。正因为阳气是广泛分布在全身上下内外，无所不在，所以无论外感六淫之邪，还是内伤情志之郁，或者因劳倦起居等不内外邪，都是首先导致阳气的功能失调，进而引起脏腑经络功能的紊乱，从而产生病理变化发病的。

阳气的病理变化，归纳起来，不外三条：阳气不足，阳气有余，阳气气机紊乱。

其中阳气不足和有余，比较容易理解，关键是阳气气机紊乱在临床上的表现十分复杂，难以辨别。阳气在体内运行，牵涉到上下、左右，甚至体内体外敷布问题，以及在经络脏腑中产生和通行问题，故阳气气机紊乱，大致可分为阳气郁结、阳气下陷、阳气遏阻、阳气闭塞、阳气不降、阳气厥逆、阳气痞结等诸多病理变化。

一、阳气不足

阳气的生化来源不足，消耗过度，或者先天禀赋不足等，都会引起阳气的不足。例如饮食来源不够，营养缺乏，或者过度劳累，体力消耗过量，或者重病久病等，都会使人体阳气呈现不足的局面。特别是先天羸弱，脏腑功能减退，都会使人体阳气处于低水平状态。

二、阳气有余

这类情况多发生在青壮年人的身上。素体先天禀赋强健，脏腑功能强盛，多食肉类荤腥及油炸煎炒食物，最易导致阳气旺盛炽热，使阳气有余出现上火情况。如果阳气有余的局面得不到控制，阳有余便化火，阳盛则热，出现阳气有余的病变。

三、阳气气机紊乱

（1）**阳气郁结**。大多由于情志不遂，致阳郁于内所致。多会引起肝郁气滞，肝脾不和，出现胀闷疼痛、善太息、郁郁寡欢、纳呆症状。

（2）**阳气下陷**。阳气在下宜升，如若陷落不升，则容易出现二便不通的情况，出现大便秘结、小便淋漓不尽的症状，如习惯性便秘、急腹症、尿石症、前列腺增生等。

（3）**阳气遏阻**。阳气分布于全身皮肤玄府肌腠，出入表里，敷布周身，若见湿气冷风寒雨之类，最易使阳气突然遏阻，凝滞不畅，汗孔闭合，结于皮腠，最易出现发热恶寒或者疖、痱、粉刺之类皮肤病。

（4）**阳气闭塞**。阳气最易与痰、与瘀相结，阳气一旦假物相结，最易出现闭塞情况，时移日久，会出现结节、囊肿、硬化、肌瘤等情况。

（5）**阳气不降**。阳气左升右降，不能宣发肃降，闷居上位，则阳气不能宣发，必致全身气机失调，出现胸闷咳喘等病。

（6）**阳气厥逆**。阳气出入表里上下左右，阴助阳行，阳挟阴而行，如果阳气不能顺利出入脏腑经络上下左右，阴阳气不相顺接，必然出现四肢厥冷、手足发麻、头昏脑涨甚至昏厥休克等病。

（7）**阳气痞结**。如果阳气结于中焦，脾不助升，胃不助降，结于胃脘部如一团乱麻曰痞，出现胃脘部闷闷不舒、慢性胃病、消化不良，性格内向之人常见此病。

《素问·生气通天论》中也曾详细阐述了阳气的病理变化。生气，指生命之气，即活生生的阳气也。通天，指阳气在人体的作用像天一样大和重要。其说："因于寒,欲如运枢,起居如惊,神气乃浮;因于暑,汗,烦则喘喝,静则多言,体若燔炭,汗出而散;因于湿,首如裹,湿热不攘,大筋緛短,小筋弛长,短为拘,弛长为痿;因于气,四维相代,阳气乃竭。"阐述了寒、暑、湿、风等外邪侵犯人体所导致阳气被遏阻而发病的病理变化。并警告说,上述四种邪气交相缠绵胶滞侵犯人体,人体的阳气必然衰竭。

又说："阳气者,烦劳则张,精绝,辟积于夏,使人煎厥;目盲不可以视,耳闭不可以听,溃溃乎若坏都,汩汩乎不可止。"阐述了人体阳气虚浮外越的具体情况表现。

还说："阳气者,大怒则形气绝,而血菀于上,使人薄厥。有伤于筋,纵,其若不容;汗出偏沮,使人偏枯;汗出见湿,乃生痤疿;膏粱之变,足生大疔,受如持虚;劳汗当风,寒薄为皶,郁乃痤。"分别论述了怒使阳气上逆之厥证;阳气被遏伤及诸筋之痿证、瘫证,及伤及皮肤之疮疖、汗疹、粉刺,甚至郁遏足部生疔疮的病理变化。

整个一篇《生气通天论》精妙地论述阳气的生理及病理变化,这在《黄帝内经》中是十分重要的开头篇章。其中明确直白地说："阳气者,精则养神,柔则养筋。开阖不得,寒气从之,乃生大偻。陷脉为瘘,留连肉腠,俞气化薄,传为善畏,及为惊骇。营气不从,逆于肉理,乃生痈肿。魄汗未尽,形弱而气烁,穴俞以闭,发为风疟。"将阳气被遏阻在不同部位引起的病理变化,阐述得淋漓尽致,十分清晰。

44. 百病皆生于气也

《素问·举痛论》说："余知百病生于气也。怒则气上，喜则气缓，悲则气消，恐则气下，寒则气收，炅则气泄，惊则气乱，劳则气耗，思则气结，九气不同，何病之生？岐伯曰：怒则气逆，甚则呕血及飧泄，故气上矣。喜则气和志达，荣卫通利，故气缓矣。悲则心系急，肺布叶举，而上焦不通，荣卫不散，热气在中，故气消矣。恐则精却，却则上焦闭，闭则气还，还则下焦胀，故气不行矣。寒则腠理闭，气不行，故气收矣。炅则腠理开，荣卫通，汗大泄，故气泄。惊则心无所倚，神无所归，虑无所定，故气乱矣。劳则喘息汗出，外内皆越，故气耗矣。思则心有所存，神有所归，正气留而不行，故气结矣。"百病，泛指很多种疾病，与《素问·风论》"百病皆生于风"及"风为百病之长"篇的"百病"的含义是一样的。《素问·举痛论》里的"气"与"风"字的意义迥然有别，盖"风"指病因，本文之"气"，指的是人体脏腑生理功能所产生的阳气，也有指正气，也有指气机失调的，实际上就是指阳气而言。大凡各种致病因素，一旦影响到阳气的功能失调，皆可导致各种病变的发生发展，阳气一伤，百病丛生，故曰"百病皆生于气"。

《灵枢·百病始生》说："夫百病始生也，皆生于风雨寒暑，清湿喜怒。"千般疢难，不越三条，怒喜悲恐寒炅惊劳思九气为病，精准概括了外感内伤及不内外因为病的因素。阳气是广泛分布在全身无所不在的，虽无形，无法用肉眼看到，但我们每个人都可感知其存在，所以无论外感六淫之邪，还是内伤情志之郁，或者是不内外邪，都可能引起阳气的功能紊乱，从而发病。所以阳气功能失调，是绝大多数疾病的病因所在。

以九气为病例举如下：

（1）外因包括寒、热等。

（2）内因包括七情，怒、喜、忧、思、悲、惊、恐等。

（3）不内外因包括劳伤。

九气（寒热＋七情＋劳伤）的具体表现：

（1）寒则气收。寒邪收引，阻遏阳气运行，极易出现感冒、发热、腹痛、泄泻等病。

（2）炅则气泄。热邪为患，会使阳气亢盛，腠理大开，汗液大泄，出现阳明热证，甚至阳气大脱之亡阳危候，或热扰神明，阳气浮越之热入心包急证。

（3）怒则气上。大怒伤肝，容易导致肝失阳气管束，阳气升发太过，上逆出现吐血，甚至血压飙升，发生眩晕、脑出血等病。如果肝木横逆侵犯脾土，阳气疏泄太过，则会导致泄泻及消化不良诸症发生。

（4）喜则气缓。如果暴喜太过，心主阳气功能涣散，阳气散漫无主，则极易使神散不藏，出现阳气涣散引起的冷漠、注意力不集中，或者笑不休甚至狂癫等病。

（5）悲则气消。过度悲伤，茶饭不思，意志消沉，肺主悲，使肺之宣发肃降阳气功能减退，阳气不降，虚耗阳气，久则肺痿不展，痿躄不行，空乏其身，人将废矣。

（6）恐则气下。恐伤肾，肾固密阳气功能失职，阳气丢失太多，易致二便失禁、遗精等病发生。阳气不固而失，阴气独留滞塞，则腹胀腹满诸症生矣。

（7）惊则气乱。突然受惊，阳气层面应激功能不及，惊慌失措，必然导致五脏俱乱，阳不系阴，阴不维阳，心无所倚，神无所归，虑无所定，肝胆俱裂，则极易导致行为举止失措，甚或痴癫僵仆等病发生。

（8）思则气结。思虑劳神过度易伤脾，脾是阳气生源又是阳气的中转升降枢纽，如果思虑过度，则阳气留而不散，清阳不升，浊阴不降，阴阳气痞塞中焦，结留不行，则气结、不眠、嗜睡，甚至昏聩诸症作矣。

（9）劳则气耗。过度疲劳，一方面阳气需要耗于外以应，一方面阳气需要集中于内备需，内外俱耗，必然使阳气大伤，诸耗阳伤气之消耗性疾病如虚劳损益病作矣。

总而言之，人体的脏腑经络、筋骨形体、五官七窍的相互联系和协调，必须依赖阳气的运动才能顺利完成。如果外感六淫、内伤情志、劳倦过度等侵犯人体，首先导致的必然是阳气的活动异常，继而才会深入脏腑，导致功能紊乱，变生种种病症。所以"百病皆生于气"，告诫我们治病首先要考虑调理阳气。

45. 饮食不当，是损伤人体阳气的第一因素

饮食与人体阳气的关系，是水可载舟，亦可覆舟的关系。《素问·平人气象大论》说："平人之常气禀于胃，胃者，平人之常气也。人无胃气曰逆，逆则死。"又说："人以水谷为本，故人绝水谷则死，脉无胃气亦死。"说明饮食是人体生存、成长和维持健康所不可缺少的营养来源。《素问·痹论》说"饮食自倍，肠胃乃伤"，《素问·生气通天论》说"高粱之变，足生大丁"，是说饮食不知适当节制，过饱过饥，偏嗜太过，反能为害身体健康。人体的阳气，受之于父母，禀先天之气，后天水谷之气和自然之气而成。阳气是偏温性的，最怕过用寒凉食物。阳气具有蒸腐饮食水谷，推动气化，将水谷精微物质运行以营养全身的作用。若饮食不当，首先就会导致人体阳气的损伤流失。

（1）过食寒凉食材

很多人为了减肥，以为只要光吃不含热量的水果蔬菜，不吃主食就可以达到减肥的功效。这样的饮食习惯虽然能让体重下降，但这些水果蔬菜都是属于偏寒偏凉性的食物，最伤体内阳气，出现阳气不足，甚至寒湿内生的现象。面色无华，四肢不温，女子痛经，月经量少，月经后期甚至闭经的情况都会发生。其中最大的原因就是因为不食谷物、肉食等食物，导致人体的阳气得不到补充的结果。再如饮茶是个好习惯，但绿茶是偏凉的，如果大量饮用，就会削伐人体的阳气，导致阳气的不足。又如冷饮，是现代人最喜爱的夏季饮品，冰激凌、冰镇啤酒、冰镇西瓜汁都是很多人的首选。但这些饮品含有大量的寒凉之气，进入人体后，为了对抗这些寒

气对人体的损伤，就要耗掉大量的阳气，久而久之，人体阳气就不足了。特别是很多人为了养生，晨起就喝一杯凉开水，美其名曰排毒，其实是给刚晨起生发的阳气当头一棒，火上浇水，贻害无穷。

（2）过食肥甘油腻食材

现代人无肉不欢，大量的猪羊牛鱼鸡鸭鹅肉进肚，只会给人体阳气的腐蒸消化运行功能带来极大的负担。特别是生猛海鲜，本身又属凉性，双重损耗阳气。如果大量长期食用这些肥甘油腻厚重食材，只能是导致人体阳气长期处于超负荷的工作状态，致使阳气损耗疲劳不堪，阳气功能下降，新陈代谢之气化功能失职，从而使之积聚生热。这个"热"非正常之阳气之热，乃是积食日久，壅遏阳气化热之邪热。现在的高血压、高血脂、心脑血管堵塞、糖尿病、痛风等发病率日益增加，就与这一饮食不当习惯有关。

（3）必须要说的西药损失阳气的伤害

当前，由于西医的普及，不少患者曾经吃过大量西药。不少西药是伤害阳气的。首先是抗生素，抗生素并非不是好药，只要症状及理化检查符合用药指针，效果是非常好的。问题出在滥用或过用。抗生素也属于寒凉之物，很多服用过抗生素的人都有这样一个感受，那就是胃痛、胃胀，或者食欲不振和腹泻等，从中医角度来讲，就是损伤了人体的脾胃阳气。其次是激素，我们知道，越是久用激素，其损伤阳气的结果越是明确，越是会出现一派阳虚的症状。特别是在民间，有不少个体医生用激素治疗慢性病，比如哮喘、风湿病等，虽然症状会暂时得到缓解，但是最终会出现一系列严重的副作用。而且激素使用还不能突然停止，否则原来的症状就会很快出现或者加重，我们在临床上采用大剂量的熟附子、僵蚕等温阳药，帮助患者减停激素，尚有一定效果。另外，解热镇痛药、抗风湿类药、镇静剂等，在中医看来，都是寒凉药，都对阳气有一定的损害。特别是降糖、降压、降脂药，这些药物以压、降、抑制为主，虽然能暂时地控制症状，但从来都不能完全治好，患者要终生服药。人体的阳气是自然向上升发的，但这种治法却逆了生命的趋势向下压，则阳气自然不能生发。高血压、高血脂、糖尿病等患者长期大量服用西药后，基本上都会出现阳痿，没有了正常的性生活。西药虽然是治病的，但这个病治好或控制后，又出现了另外一个病，这不符合医学之道。况且只要进入人体内的物质，都属中医饮或食的范围，因此在此提出，希望能通过某种手段减少副作用，还人们一个健康的身体。

46. 风邪损伤阳气的特点

人体体表三层有阳气保护，正常时，能与自然界的风寒暑湿燥火六气和平共处。气候变化异常，非其时而有其气，或气候变化过于急骤，在人体阳气不足、抵抗力下降时，风寒暑湿燥火六气才能成为致病因素。下面谈谈风邪是怎样损伤人体阳气而致病的。

风邪致病有三大特点。

（1）**风为阳邪，其性开泄，易袭阳位**。风性善动不居，具有升发、向上、向外的特性，所以说风为阳邪。其性开泄，开，是张开；泄，指能使阳气外泄。风邪易使皮肤肌腠疏泄而开张，促使体表第二层的阳气外泄，导致风邪滞留，阳气外泄，出现发热、汗出、恶风的症状，甚至颈项背部强几几。

（2）**风性善行而数变**。风本为大气之激烈流动，故其致病也多见病位游移、行无定处的特性。特别是风邪透过体表皮毛肌腠，侵入体表第三层筋脉部位，风为阳主，阳不作为，或风邪与阳气胶滞，游走于筋脉的薄弱处，即四肢关节部位，临床上可见游走性关节疼痛、红肿，极其复杂，缠绵难愈。如果风邪侵中头面部，阳气抵抗力弱时，最易出现头痛欲裂、面部肌肉瘫痪症状。风邪为病，多变幻迅速无常，如果风邪侵入体表第三层筋脉部位，阳气奋力抵抗风邪，正邪不两立，就很容易在体表第一层皮肤部位发生风疹瘙痒，此起彼伏，疹小如麻粒、大如豆瓣，甚则融合成片。

（3）**风为百病之长**。自然界四时都有空气流动，风不像寒暑湿燥火五气，季节性特征明显，风邪是六淫之邪中最常见、最易中人之邪，而且风能鼓荡此五气而伤人，故为百病之长。风为阳邪，与人体阳气全天候无差别密切接触，中医讲究同气相求，所以人体阳气稍有松懈，就最易被风邪夹带其他五邪侵入人体。

　　人说避风如避剑，风无形而性动，如同一把双刃剑。当我们沐浴春风时，风对我们是有益的，当我们遭受狂风暴雨后，被寒风侵袭时，风对人体则是有害的。风最容易从人体脑后的风池、风府穴及背部的风门穴侵入，这三个穴位的阳气足与不足，关系着人体是否会被风邪侵入。自古以来，中国人就有带围巾的习惯。在戴围巾的时候，不仅保护了脑后的风府和风池穴，而且当你把围巾搭在后背上时，刚好也保护了后背的风门穴。在《唐宋卫生歌》中有这样一首诗："坐卧防风来脑后，脑内入风人不寿。更兼醉饱卧风中，风才着体成灾咎。"告诫人们无论什么情况下，都要保护好阳气，不要让风邪侵入到你的后脑。否则，阳气一旦不足，风邪侵入，人就会产生疾病，影响寿命。故《黄帝内经》云"虚邪贼风，避之有时"，切记切记。

47. 寒邪损伤阳气的特点

一部《伤寒论》，可以说道尽了寒邪伤人阳气的理法方药，至今仍被后人奉为经典之作。寒为冬季的主气，人禀天地之气生，遵循着四季生长收藏的规律而生活。在正常情况下，寒气是不能成为致病因素的，但是如果寒气发生得过于激烈和变化过于急骤，超过了人体阳气的抗邪能力，则常为易受寒邪侵袭的重要原因。

外寒病根据寒邪侵犯人体部位的深浅不同，有伤寒、中寒的区别。寒邪伤于皮肤肌腠筋脉，阻遏阳气，称为"伤寒"；寒邪直中于里，伤及脏腑阳气，则为"中寒"。

寒邪致病有三大特点。

（1）寒邪为阴，易伤阳气。 寒为自然界阴气盛的表现，具阴寒之性，故其性属阴。人之阳气本可以制约阴寒之气，但阴寒过盛，则人体阳气不足以驱除寒邪，反被阴寒之邪所伤。故《素问·阴阳应象大论》说"阴盛则阳病"。因此，感受寒邪最容易损伤人体的阳气，出现阴寒偏盛的寒实证。

如寒邪袭表，卫阳被遏，便出现恶寒、发热、无汗、脉浮紧的表实寒证，如《伤寒论》中的太阳伤寒证。

如寒邪直中脾胃，脾胃阳气受损，则出现腹胀、脘腹冷痛、呕吐、腹泻等，如《伤寒论》中的太阴病。

如寒邪直中少阴，心肾阳衰，则出现恶寒蜷卧、手足厥冷、下利清谷、小便清长、精神萎靡、脉微细等症，如《伤寒论》的少阴病。

（2）**寒性凝滞**。凝滞，即凝结、阻滞不通之意。人之气血津液全赖阳气的温煦推动，才能运行不息，畅通无阻。若寒邪袭人，具有凝结、阻滞不通的特性，阴寒偏盛，则阳气运行受阻，经脉闭塞不通，不通则痛，会出现各种疼痛的症状，又称寒胜则痛。其疼痛的性质多表现为冷痛，得热则减，遇寒加重。

根据寒邪侵犯人体的部位不同，症状各异。如寒滞肌表筋脉，可见头身肢节疼痛；如寒滞关节，可见关节疼痛剧烈，固定不移；如寒邪侵犯脾胃，可见脘腹冷痛；如寒邪阻上焦，胸阳不振，可见胸背部剧痛。因寒邪侵入，导致阳气凝滞，并出现各种痛证，所以说寒性凝滞而主痛。

（3）**寒性收引**。收引，即收缩牵引之意。寒性收引，是指寒邪侵袭人体，可导致阳气收敛，肌腠闭塞，出现经络筋脉收缩挛急的症状。临床上，如寒邪侵犯肌表，卫阳被遏，宣泄失司，可见恶寒、发热、无汗；若寒客经脉关节，则经脉收缩挛急，可见经脉关节屈伸不利、拘挛疼痛等症；若寒邪侵入厥阴经脉，阳气不舒，则厥阴经脉拘急，可见少腹拘急冷痛。

寒邪伤人，最主要的特点就是伤人的阳气。寒邪损人阳气的症状主要是疼痛。寒邪凝滞收引的特性，易破坏人体阳气的温煦推动功能。寒邪最易从人体的头部、腹部、足部等三处阳气旺盛，但又是经常与外部接触的部位侵入。所以在日常生活中，洗头发后要干透、穿鞋要保暖、少穿露脐装等等生活细节，还有春捂秋冻、夏季莫贪食生冷等生活常识，对于防止寒邪侵袭、保护阳气而言，都是必要措施。

48. 暑邪损伤阳气的特点

暑为夏季主气。暑邪，是夏季的火热之邪。夏至以后、立秋以前，具有炎热升散特性的火热外邪，称为暑邪。暑邪致病有明显的季节性。《素问·热论》曰："先夏至日者为病温，后夏至日为病暑。"说明暑与温是同一病邪，温病发生在夏至以前，而暑病发生在夏至以后、立秋之前。且暑邪为病，只有外感，没有内生，其发病形式是由外而内，故有"暑属外邪，并无内暑"的说法，这在六淫当中是独有的。

暑邪所致的暑病，有伤暑和中暑、暑闭之分。感受暑邪病情轻者，形成伤暑；感受暑邪病情重者，多形成中暑；如果中暑重者，出现昏闷不醒、神识昏聩、烦扰妄言者，形成暑闭。

阳气在人体体表三层运行，维持体温，防御外邪，推动气化。暑邪侵犯人体，首先要过的就是阳气这一关。外来暑邪只有使人体阳气功能失调，才能导致人体发病，出现暑病。

暑邪致病有三大特点。

（1）**暑为阳邪，暑性炎热**。暑为夏季火热之气所化，故暑为阳邪。暑邪与阳气，同气相求，一旦侵袭人体，暑热之邪最易破坏正常之人体阳气功能，同化人体阳气转为阳邪，出现一派阳热亢盛的征象，如壮热、面赤、目红、大汗出、口渴心烦、脉洪大等。

（2）**暑性升散，最易逼阳外越**。暑为阳邪，阳性升散，其致病首先是鸠占鹊巢，逼阳外出，阳失开合，失去固摄功能，致皮肤肌腠开泄而汗大出，阴津大丢，故临床上出现口大渴、喜冷饮、尿少赤短。甚至阳气与津液丢失太多，导致阳气津液两亏，出现气短乏力、少气懒言等症。《素问·举痛论》说："炅则腠理开，荣卫通，汗大泄，故气泄矣。"这个气，就是指人的阳气。阳气通神，阳气大伤，暑邪上犯，最易上扰心神，出现心烦意乱，甚至突然昏倒、不省人事。

（3）**暑多夹湿**。暑季炎热，且常多雨而潮湿。热蒸湿动，空中湿度大，加之气候炎热，人多喜冷，多饮生冷，故暑邪为病，常夹湿邪，侵犯人体，出现暑邪逼阳外越，湿邪又阻遏阳气的复杂病理机制，因而在临床上除有发热、烦渴等暑热症状外，还常兼见四肢困倦、胸闷呕吐、大便溏泻不爽等湿阻阳气症状。《素问·生气通天论》说："因于暑，汗，烦则喘喝，静则多言，体若燔炭，汗出乃散。"人体感受暑邪，最大的损失就是耗伤了阳气。暑病虽然发生在夏季，但我们在临床上发现，暑病治愈后，患者的阳气恢复则需一段很长的时间，甚至延续到冬季，还会出现怕冷、四肢不温情况，所以夏季防暑十分重要。暑邪为病，一个"汗"、一个"烦"，这两大症状的出现是抓住暑邪为病的关键。

随着人们生活条件的改善，夏天人们喜欢贪凉饮冷，久处空调房，乘凉太过会伤寒，或者过食生冷的食物，如冰镇西瓜、冰镇饮料等，也容易受寒，像空调病、冰箱病等，所以夏天有热，反而还多有寒证或者寒包火证，应该引起人们的重视。

49. 湿邪损伤阳气的特点

湿为长夏的主气。长夏处于夏秋之交，夏季炎热之气逐渐减退，而又多阴雨绵绵，潮湿之地气逐渐增强，氤氲熏蒸，潮湿之气充斥弥漫，故为一年中湿气最盛之季节。湿邪为病，虽有外湿、内湿之别，但由于我们现在生活条件极大改善，特别是饮食谱的改变，可以说在临床上，基本上都是内外湿兼杂，已无明显区别。至于湿邪为病，说得最全的当属《景岳全书·湿证》，其谓："湿之为病，有出于天气者，雨雾之属是也，多伤人脏器。有出于地气者，泥水之属是也，多伤人皮肉筋脉。有由于饮食者，酒酪之属是也，多伤人六腑。有由于汗液者，以大汗沾衣，不遑解换之属是也，多伤人肤腠。有湿从内生者，以水不化气，阴不从阳而然也，悉由脾肾之亏败。其为证也，在肌表则为发热，为恶寒，为自汗；在经络则为痹，为重，为筋骨疼痛，为腰痛，不能转侧，为四肢痿软酸痛；在肌肉则为麻木，为胕肿，为黄疸，为按肉如泥不起；在脏腑则为呕恶，为胀满，为小水秘涩，为黄赤，为大便泄泻，为腹痛，为后重，脱肛，癞疝等症。凡肌表经络之病，湿由外而入者也；饮食血气之病，湿由内而生者也，此其在外者轻，在内者为甚……"

湿为阴邪，湿性类水，水是偏冷的，湿为水之散，水为湿之聚，最易妨碍人体阳气的流动，使阳气运行阻滞。所谓湿，其实就是体内呈离散状态的水分子多了。当这个呈离散状态的水分子多了，肯定会使呈雾露般覆盖在人体内外的阳气受到损伤，阳气运行一定是不流畅的，导致胀满。湿邪与阳气的关系，就像太阳与雾的关系一样，比如雾气重的时候，我们是看不到太阳的，因此气温就会降低；当太阳光充足的时候，雾气自然就会散去。所以说湿邪与人体阳气两者是互相作用和影响的。当人体阳气充足的时候，湿邪是侵犯不了人体的。当湿邪过多，损伤了人体阳气或人体阳气不足时，湿邪就会作祟。

湿邪致病有三大特点。

（1）**湿性重浊**。重，即沉重或重着之意。只要人体出现了全身或者是局部的沉重感，就是湿邪为患。如《素问·生气通天论》说："因于湿，首如裹。"是说湿邪侵袭体表，阳气不能上升，故头昏沉重如束布帛。《素问·痹论》说："湿气胜者为着痹也。"是说湿邪侵袭经络关节，阳气布达受滞，可见肌肤不仁、关节疼痛重着等。浊，即秽浊，多指分泌物、排泄物秽浊，如面垢油腻、眼屎多、下利黏液脓血、大便溏泻、小便浑浊、白带过多等。

（2）**湿性黏滞**。黏，指黏腻。湿邪为病，湿与人体阳气胶滞，使阳气不能舒张，让人很不清爽。如头发看上去油腻腻的；解大便黏住便盆，总也清洗不掉；特别是睡觉，总也睡不醒；至于排出的各种分泌物，更是黏腻。滞，是指停滞。这里主要是指病程长，缠绵难愈或反复发作。

（3）**湿性趋下，易袭阴位**。湿邪类水，水往下流，湿性亦是如此，最易导致大小便及下肢出现问题，甚至侵犯外生殖器等人体隐秘部位。

50. 燥邪损伤阳气的特点

任何人，只要阳气旺盛，就可以百病不侵。人生天地之间，大自然中的风寒暑湿燥火，时时刻刻都在威胁我们的健康，这就是我们所说的六淫邪气。一年四季，春有风邪，夏有暑邪、湿邪，秋有燥邪，冬有寒邪。它们侵入人体后，有的很快就发病，有的则要潜伏相当长一段时间，转化为各种形式的其他病变。然而，同在六淫邪气的包围中，为什么有的人会生病，有的人不生呢？这是因为阳气旺盛的人，可以轻而易举地把邪气拦在身体之外。所以，不管环境如何恶劣，不管外面流行什么样的病菌，他都不会生病。万物之生由乎阳，万物之死也由乎阳。人之生长壮老，皆由阳气为之主。人的津液精血之生成，皆由阳气为之所化。因此，只有固护阳气，才能百病不生。

燥为秋季主气，以其天地之气不断收敛而燥胜，空气中缺乏水分之濡润，因而出现秋凉而劲急干燥的气候。秋季万物肃杀，落叶萧萧而下，气温降低，植物开始把能量都储存在果实中和根茎里，动物也纷纷贴满秋膘，将精元深藏在体内，以待来年的惊蛰，生发一身阳气。天人相应，此时人体的阳气也开始逐渐向内收敛并储藏到五脏六腑，直至冬季，才算完成人体阳气从收到藏的彻底转化。初秋人体体表三层的阳气尚未完全转移，燥邪过盛，阳气奋力拼搏，燥与阳相争，燥与阳气同化为阳热之气而发病，则为温燥。进入深秋，人体阳气已基本转移到内脏，体表阳气远远不足，阳退则生寒，燥邪长驱直入，与内寒相合而发病，则为凉燥。这就是燥邪致病的主要原因和机理。燥邪能否致病，主要问题还是出在人体阳气上。

燥邪致病的主要特点，就一个字，"干"。《素问·阴阳阴象大论》说："燥胜则干。"阳气是挟阴津运行于全身进而温润全身的。燥邪乘秋季人体阳气向内收敛之机，侵入人体，阳气衰退，阳气挟阴津运行功能失司，阴津被燥邪所伤，形成阴津亏损的病变，出现口鼻干燥、咽干口渴、毛发不荣、皮肤干涩，甚则皲裂、小便短少、大便干结等。故《素问玄机原病式》说："诸涩枯涸，干劲皴揭，皆属于燥。"

至于说燥易伤肺，云肺与大自然界的大气息息相通，故易伤肺。此说没有特殊意义，试问风寒暑湿燥火六气，哪个不是自然界的大气？哪个不会从口鼻而入伤肺？所以说单独认为燥邪易伤肺，是没有任何道理的。

51. 火邪损伤阳气的特点

阳气虚则生寒，阳气盛那就肯定是生热啊。

火、热、温三者，均为阳盛所生，其性均属于热。温为热之渐，火为热之极，温能化热，热能生火，它们在程度上不同。其次热与温，多为外邪所淫，如外感风热、外感温热等。而火，既可由外感之邪所化火，如热极化火、湿郁化火等；亦可内生，为机体阳气所生，如心火炽盛、肝火灼热等。

火邪与暑邪比较，同样属于阳热性质，但火邪没有季节性，这是区别两者的要点。

火邪与阳气，两者皆属于阳。正常情况下，阳之极为火，阳之渐为热，这个火是少火，这个热是和谐的温热，维持和推动着人体的生命活动，促进新陈代谢，维护人体的阴阳平衡，保持人体健康。如果人体阳气功能亢进，转为阳邪，化热变火，即《素问·阴阳应象大论》所说："阳胜则热。"阳主躁动，热盛生火，"火曰炎上"则会出现一派燔灼、焚焰升腾的高热、烦渴、汗出、脉洪数等症。如果火扰神明，心窍被焚，则见心烦、失眠、狂躁妄动、神昏谵语等症。火邪为患，临床最常见的就是民间所说的"上火"，少食煎炸食品，即现咽喉肿痛、面红目赤、舌边尖红，甚则口角溃烂、舌上起泡，或者牙龈肿痛等。火邪为病，就像山上起山火一样。平时山上林木郁郁葱葱，山林茂盛，高大挺拔，一派生机勃发之象。此象像极了人体阳气之象。如果山火爆发，火势燎原，山上所有的树木又都会变成火源，呈现一派火势燔灼之象，所到之处，全部化为灰烬，破坏性极强。所以火邪与阳气一邪一正，平时正可胜邪。若正不胜邪，正随邪转，则称之为阳热之邪了。

火邪致病有三大特点。

（1）**火易耗气伤津**。这个气，指阳气。《素问·阴阳应象大论》指出"壮火食气"，壮火，即是阳热亢盛的实火，阳气与火邪，一胜则一负，火邪旺盛，则人体的全身性的机能必然减退，阳气受损。阳变火势，必然消灼阴津，出现口渴喜冷饮、咽干舌燥、小便短赤、大便秘结等阴津耗伤之症。

（2）**火易生风动血**。火邪燔灼厥阴肝经，导致筋脉失养，肝风内动，或热极生风，就会出现高热、神昏、四肢抽搐、双目上视、角弓反张等症。火邪入血，迫血妄行，或灼伤脉络，则会引起各种出血的病症，如吐血、衄血、尿血、皮肤发斑、发绀、崩漏等病。

（3）**火易致肿疡**。阳气行脉外，荣血行脉中，阳气挟荣血循环周流全身以维持人体生命活动。若阳气化火，变为阳邪，首先攻击的必然是与其一起运行的脉中荣血，也就是我们所说的火邪侵入血分，与有形之荣血聚于局部，可发为各种痈肿疮疡。故临床辨证，凡疮疡局部红肿高突灼热者，便属阳属火为患。

52. 病机十九条从阳气解

病机，即疾病发生发展变化及其结局的机理。病机之名，首见于《素问·至真要大论》的"审察病机，无失气宜"和"谨守病机，各司其属"。对于病机的"机"，唐代王冰释为"机要"，认为"得其机要，则动小而功大，用浅而功深"；明代张介宾释"机"为"要"和"变"，释病机为"病变所由出也"。所以病机是疾病产生的关键、要点。治疗上，关键在于是否抓住了这个要点。"无失气宜"，"气宜"二字，说法众多，因为抓病机很重要的一点就是"无失气宜"，故有说"气宜"是风寒暑湿燥火之六气主时的规律所宜；有说是指纠正气化之偏性，气化平则自足，自足别无失所宜，气化有偏，予方以纠其偏；有说是指方方面面客观存在的气；有说是五运六气与疾病之间内在的关系；等等。其实，阳气是人体的保护屏障，阳气密布全身，无论内外邪气或饮食劳倦等不内外因侵犯人体，首先应战的是阳气，阳气才是人体是否发病的决定因素。因此，"气宜"的"气"作阳气解，才是正解。

审察病机的要点既然是"无失气宜"，要抓住"气宜"，就是要求我们紧紧地抓住阳气，阳气是产生疾病的关键点。下面就从阳气角度全面解释《黄帝内经》论述病机的精华——病机十九条。

（1）诸风掉眩，皆属于肝

掉眩，指头摇、肢体震颤、头晕目眩之证。

风是病因，也是病象。指人体出现像大自然风一样动摇不稳的病症，就考虑应是肝出了问题。肝属木，肝为风脏，风气通于肝，肝病可以生风，发生以动摇为特征的证候群。其实这样理解是很不够的。肝肺圆圈中肝是主升发疏泄阳气的，风为百病之长，善行而数变，风为阳邪，肝升发阳气过度，过度了亦为人体内邪气，两阳邪相搏，兴风作浪，风挟阳势，阳借风邪，风阳上扰，肝失疏泄升发之能，不能平衡，人体必然出现动摇症状，其治疗必须抓住"阳"升发过度，化为"风"或与"风"上扰这个关键，在疏风、搜风同时，采用潜阳、敛阳、平阳或降阳甚至抑阳诸法治疗。

（2）诸寒收引，皆属于肾

收引，指出现收缩、肌肉痉挛、关节拘急难以屈伸的病证。

寒为阴邪，易伤阳气。寒性凝滞，主收引。寒邪侵犯人体，最容易伤害阳气，阳气不支，难以抵抗寒邪，凝聚不去，筋骨关节肌肉失去温煦，则会出现收缩拘急的病证，如痹证、痉挛、痛证等。寒凝为水，肾为水脏，属阴中之阴，两阴同气相求，故寒邪最易入肾，使肾不能固密阳气，阳失阴存，最易导致内生寒邪，形成恶性循环。其治疗非四逆辈、桂枝辈温阳不可。

（3）诸气膹郁，皆属于肺

膹郁，王冰谓："膹谓膹满，郁谓奔迫。"指气结胸中出现的胸部塞闷、呼吸急促的病证。

肝肺圆圈中，肺是主宣发肃降的，如果肺失肃降宣发之权，阳气壅塞堵在胸中，与痰相结，那肯定会出现胸部塞闷、呼吸急促的病症，如肺胀、胸痹、肺脓疡、哮喘等等，其治必须宣阳降阳之法不可。肺的宣发肃降阳气功能不理顺，阳气的运动是不可能恢复正常的，故诸气不顺，从肺入手。

（4）诸湿肿满，皆属于脾

肿满，"肿"在全身皮肤，"满"为腹内胀满，肿者现于外而医者可见，满者病于内唯患者自知。引发的原因是湿邪，湿性黏滞、重浊，湿性趋下，易袭阴位，湿为阴邪，易伤阳气。脾属太阴，为卑滥之湿土，属阴中之至阴，号称阴土，喜燥而恶湿，最喜欢阳气之温煦而运化水湿，转运上下。若湿胜使阳气受伤，脾失温运，水湿必然内生，内外两湿相感，更伤阳气，形成恶性循环，则水肿、腹满、下利诸证作矣，故曰属脾。其治非理中汤理中焦阳气不可，重者须真武、肾气之辈重振阳气。

（5）诸痛痒疮，皆属于心

痒疮，指疮疡为病，初起时患处皮肤微红而痒，疼痛尚轻，此后迅速加重，则局部皮肤焮红灼热，疼痛日益加重。

疮疡主热毒所致。谓属心者，实乃心为阳气之大主，阳气过盛则化热化火，灼盛燎原，故疮疖痈毒，多从心治，用大黄黄连泻心汤清阳泻心，效果显著。

（6）诸痿喘呕，皆属于上

多种痿证、喘逆、呕吐的病症，大都属于上焦。这是目前最流行的解释。理由是肺居上焦，《素问·痿论》说："五藏因肺热叶焦，发为痿躄。"故痿喘呕，与肺的关系密切，故属于上。

其实，《类经》曰："阳气者，精则养神，柔则养筋。"痿证是筋脉病变，喘属肺患，呕则是胃部病患，三者看似风马牛不相及，但其实质都是阳气病变。在上的阳气不降反升，则喘咳作；在胃的阳气不降反向上升，则呕吐作；在上的阳气不向下去濡养筋骨经脉，经筋失养，活动不利，必痿废不行。所以痿喘呕诸病，是指阳气的运行均向上不下行所引起的。

（7）诸厥固泄，皆属于下

本条是说多种厥逆、二便不通或失禁的病证，大都与下焦有关。理由是下焦有肝肾居住，厥逆、二便不通或不固，与肝肾有关。

其实，本条同上条一样，本无脏器实质的事，只是阳气的运动不升反降，壅滞不通了则二便不通；固密失司了，则二便不固；阳气不走了，阴气反盛了，阴阳气不相顺接了，则四肢厥冷，甚至不省人事。这些都是阳气运行在下，不向上走的结局，故曰皆属于下。

（8）诸热瞀瘛，皆属于火

热为发热；瞀，河间谓发昏也，如酒醉而心火热甚，神浊昧而瞀昏；瘛，动也，惕跳动瘛。发热昏昧与四肢抽搐症状同时存在，都属于火邪所致。这条很好解释，一句阳有余便是火，即可解释清楚所有火热病证。

（9）诸禁鼓栗，如丧神守，皆属于火

多种口噤不开、鼓颌战栗、神志不安的病症，大都与火邪有关系。现代多见于外感发热不退的患者，都是阳热过盛，扰乱心神，风阳内动所致，其治可视情况而用白虎汤、大承气汤、清营汤及安宫牛黄丸、紫雪丹之属。

（10）诸痉项强，皆属于湿

多种痉病，表现为颈项强直的病症，大都与湿邪有关。湿伤阳气，阳气被伤，筋脉失养，特别是太阳膀胱经走项入头，最易受伤，导致阳气运行受束，故易致项背强直。其治宜用麻黄加术汤行湿展阳，疏通表里阳气。

这一条病机，实际上是《素问·生气通天论》"因于湿，首如裹，湿热不攘，大筋緛短，小筋弛长，緛短为拘，弛长为痿，因于气，为肿，四维相代，阳气乃竭"的注释。整个痿证与湿、阳气、筋有关。所以阳气是产生痿证的关键环节，伤到筋就表现为痿。

（11）诸逆冲上，皆属于火

阳气本质属性是火，阳气也是喜欢向上的，只是在脏腑功能的约束下才环流不息，有条不紊。火性炎上，如果体内阳气不循正常运行轨道，成为阳邪，最易犯上。这个上就是脑部，高血压、脑出血都是火邪致病的结果。李士材曰："阳邪急速，其病必暴。"说的就是这个道理。

（12）诸腹胀大，皆属于热

多种腹大胀满的疾病都与热有关。这种热，实际上就是过盛的阳气所致。对阳热实证，一般都是用大小承气汤一泻了之。

（13）诸躁狂越，皆属于火

多种躁动不安、狂乱失常的病证，大都与火有关。阳气与热与火密不可分。阳有余便是火，热之极也是火，火热为病，都是在人体阳气极盛的情况下发生的。阳气在正常情况下，维持人的生命活动；在异常情况下，则化热化火，使人体脏腑功能失去正常，甚至危及生命。

（14）诸暴强直，皆属于风

暴，形容发病之突然与病势之危重。强直，即颈项强直，四肢僵硬，

角弓反张。其实风与阳与热与火关系密切。热之极是火，火之极生风，阳有余是热，阳过度便为火，阳之极便成风，风火阳热就是孪生兄弟。不生病则已，一生病则以骤急迅速、变化多端为特点，大多具有动的特征，属于内风范畴。

（15）诸病有声，鼓之如鼓，皆属于热

肠鸣有声、叩之如鼓的疾病，大都与热邪有关。临床上许多小儿积食，消化不良的患儿，大多腹胀如鼓，以手鼓之有声，从阳气积久化热入手，用瓜蒌、桔梗、槟榔之属参以黄连之类，多应手而愈。可知古人言之不虚。

（16）诸病胕肿，疼酸惊骇，皆属于火

足肿、疼痛酸楚、惊骇不宁的病症，大都与火邪有关。这个病现在最多见的是痛风。过去治痛风多从湿热入手调治，取效多不甚理想。将此条移治于痛风从火治，从阳气郁久化热，热遏化火入手，以大黄、黄连、黄芩、黄柏之属治之，疗效满意。

（17）诸转反戾，水液浑浊，皆属于热

呕吐酸水、急暴腹泻、里急后重的病症，大都与热邪有关。这种病相当于现代的急性胃肠炎。大多发生在中青年阳热壮实人身上，饮食无规律，喜欢吃夜宵，导致脾胃负担加重，阳气不堪重负，致阳气郁而化热，阳气不升反降，则下利不止；浊阴不降反升，则呕不止，予葛根芩连汤之属从热入手治之。

（18）诸病水液，澄澈清冷，皆属于寒

指人体的排泄物，只要观察到是透明稀薄的，就可以从寒邪考虑。如痰液稀白，鼻塞流涕清稀，呕吐物完谷不化，大便清稀如水，脓液清稀，带下清稀，小便清长等等，都是属于体内阳气不足，不能蒸腾气化所致。阳不足便为寒，故曰皆属于寒。

（19）诸呕吐酸，暴注下迫，皆属于热

这个是属热邪所致的急性胃肠炎症状，也常见于细菌性痢疾，又是属于人体阳气在胃肠部与热邪对抗引起的病证，两热交迎，你来我往，互不相让，故起病急，症状重，必须大刀阔斧急以清热之法治之，白头翁汤、大柴胡汤、大承气汤皆可治之。

　　以上简单地从阳气角度注解了病机十九条，病机的概念出自《素问·至真要大论》。至，是至高无上；真，不是假的；要，重要。最真实不虚的、最重要的论述就在这一篇里。我们从病机放在这一篇而不放在其他篇，就可以看出确实是一个很关键的因素。

　　《素问·至真要大论》在具体论述病机前还特别指出："夫百病之生也，皆生于风寒暑湿燥火，以之化之变也。"指出百病产生的原因都离不开风寒暑湿燥火，要求我们在治病时必须考虑到这个原因，然后才是六淫侵犯人体后引起的阳气变化的机理，所以我们在抓病机的时候，必须要考虑病因，病因病机都是不能含糊了事的，更是不可偏废的。

53. 七情内伤阳气的特点

七情，即喜、怒、忧、思、悲、恐、惊七种情志变化。七情与脏腑的功能活动有着密切的关系。七情分属五脏，以喜、怒、思、悲、恐为代表，称为五志。七情同阳气一样，是人体对外界客观事物的不同反应，是生命活动的正常现象，不会使人发病。但在突然、强烈和长期性的情志刺激下，超过了正常的生理活动范围，而又不能适应时，使脏腑阳气功能紊乱，就会导致疾病的发生，这时的七情就成为致病因素，而且是导致内伤疾病的主要因素之一，故称为内伤七情。七情作为致病因素，有别于六淫之邪（从口鼻和皮毛侵入身体），七情是直接影响有关的脏腑阳气功能而病，情志因素不仅可以直接导致多种疾病的发生，而且对所有疾病的转归起着重要作用。

《佛学大词典》中的七情，指的是一般人所具有的七种感情：喜、怒、哀、惧、爱、恶、欲。佛教的七情，竟与儒家的七情大同小异，儒家指的是喜、怒、忧、惧、爱、恶、欲七种情愫。中医七情指的是七种情志。

七情致病，内伤阳气有三个特点。

一是耳目所闻，直接影响脏腑阳气，致脏腑阳气运行紊乱。如怒则气上，恐则气下，惊则气乱，悲则气消，思则气结，喜则气缓。

二是与个人性格，生活环境有关。如性格急躁者，易被怒伤；而性格孤僻者，常被忧思所伤。

三是不同的情志变化所影响的内脏阳气也不同。如喜伤心，怒伤肝，思伤脾，悲伤肺，恐伤肾。

临床实践证明，七情所伤，能够直接影响脏腑阳气的功能，至于具体伤及哪一个脏腑阳气，引起何种阳气变化，并不一定像上面所说的那样机械，只有详细审查病情，才能做出更为准确的诊断。

喜伤心。《灵枢·本神》说："喜乐者，神惮散而不藏。"指过分地喜乐，反能伤心，使心阳涣散，神不守舍，多会发生喜笑不休、心悸神荡、神志错乱、癫狂等症，甚至导致心脑血管方面的疾病发生，严重者还可危及人的生命，如大喜时造成中风或心肌梗死，又称之为喜中。

怒伤肝。《素问·生气通天论》说："阳气者，大怒则形气绝，而血菀于上，使人薄厥。"指大怒、过怒易伤肝，使肝失疏泄阳气功能，阳气郁积于上部，就会发生昏厥。现代研究表明，人体发怒时可引起唾液减少、食欲下降、胃肠痉挛、心跳加快、呼吸急促、血压上升、血中红细胞数量增加，血液黏稠度增高，交感神经兴奋。长此以往，会使人患上高血压等心脑血管疾病。而对患有心脑血管病者而言，可导致病情加重，诱发中风、心肌梗死而危及生命。

思伤脾。《素问·阴阳别论》说："二阳之病发心脾，有不得隐曲，女子不月，其传为风消，其传为息贲者，死不治。"古人认为，思发于脾，而成于心，故长期的思虑最易耗伤心脾阳气。如果人孜孜汲汲，有所企求，胡思乱想，无时或释，谋略拂逆，所愿不遂，皆可导致阳气运行阻滞，凝聚中焦，则会发生噎膈呕吐、纳呆、食积，甚至精神日减、怔忡健忘、头昏、心慌、四肢无力，以及女子月经量少、经期紊乱等。

悲、忧伤肺。悲常带忧，忧常出于悲，二气同志。《素问·举痛论》说："悲则心系急，肺布叶举，而上焦不通，营卫不散，热气在中，故气消矣。"《素问·本神》说："忧愁者，气闭塞而不行。"是说人在悲伤忧愁时，可使肺宣发阳气的功能受抑，出现意志消沉、痛哭流涕、声音嘶哑、呼吸急促，甚至容易感冒、抵抗力严重下降等。

恐、惊伤肾。惊常带恐，恐中常有惊，二气同志。《素问·举痛论》说："恐则精却，却则上焦闭，闭则气还，还则下焦胀，故气不行矣。"又说："惊则心无所倚，神无所归，虑无所定，故气乱矣。"是说惊恐过度，让人惊慌失措，最易让肾失固密阳气功能，出现阳气运行功能失调，气机紊乱，使人心慌意乱、大小便失禁、遗精滑泄，甚至惊悸卒仆等。

必须指出的是，虽然七情五志对脏腑阳气的损害有一定的选择性，但不能机械地认为只能怒伤肝，喜伤心，思伤脾，悲忧伤肺，惊恐伤肾。因为人是一个有机的整体，情志活动又复杂多变，而总统于心。故《灵枢·口问》说："心者，五脏六腑之大主也……故悲哀愁忧则心动，心动则五脏六腑皆摇。"指出了各种情志刺激都与心脏有关，心主一身之阳气，主神，心阳紊乱可使心神受损，从而涉及其他五脏六腑。由于七情五志过度，可以使人致病，所以中医非常强调"恬淡虚无""精神内守"的原则，以防情志为病。

54. 劳倦内伤阳气

正常的劳动和体育锻炼有利于阳气流通，增强体质。必要的休息可以消除疲劳，恢复体力和脑力，补充损耗的阳气，有利于健康，才不会致病。但过度的劳累、过度的安逸休息，均可能成为损伤阳气的致病因素。《素问·举痛论》说："劳者喘息汗出，外内皆越，故气耗矣。"《素问·宣明五气》说："久卧伤气，久坐伤肉。"是说过劳或过逸，皆可损伤阳气而致病。

过劳损伤阳气而致病，历代医家皆有论述，特别是李东垣的《脾胃论》，其所创补中益气汤治疗劳倦内伤，成为千古名方。至于过逸致病，在《素问·宣明五气》中虽有涉及，但明确提出过逸致病的是刘河间，其在《伤寒直格》中列有八邪："外有风、寒、暑、湿，内有饥、饱、劳、逸。逸乃逸豫，安逸所生病，与劳相反。"后《世补斋医书·逸病解》说："自逸病之不讲，而世但之有劳病，不知有逸病。然而逸之为病，正不小也。"

（1）工作压力大，阳气长期处于紧张消耗状态

现代人工作繁忙，竞争激烈，生活压力大，烦恼也增多，经常晚上加班加点，饮酒应酬，甚至通宵熬夜，使得人体阳气亢盛于外，不能入阴，日久会出现头痛、头晕等症。阳气过度疲劳，长期得不到补充，会出现疲倦乏力、注意力不集中，或者失眠、神经衰弱等，最后形成恶性循环，使人体生命机能减退。

（2）房劳过度，肾阳亏损，难以固密阳气

性生活不节，会使肾藏精主封藏的功能过度消耗。精亏肾虚，则会导致肾难以固密阳气，出现肾阳亏损等证，临床常见乏力、畏寒、腰冷痛、双目无神、男子阳痿或早泄、女子宫寒或不孕等。

（3）过度安闲，使人体阳气长期处于流动缓慢状态

人体阳气的特点一是"温"，二是"动"。若长期不从事体力工作，也不体育锻炼，或者长期坐在电脑前，人体阳气运动缓慢，必然会导致脏腑功能减退，出现食少乏力、精神萎靡不振、四肢软弱，或者体型发胖、肥胖臃肿、活动不便、动则心慌、气喘、汗出等症，特别容易继发其他病症。

55. 阳气与水的关系

水是生命之源。水是构成人体的重要物质。水占人体的比例是所有组成人体的物质中最高的，占 70% 左右。

对人体来说，喝水同吃饭一样，都是同等重要的。但喝进去的水，并不等同于津液。人体需要调动大量的阳气，才能将喝进的有形之水气化成雾露状的水气，才可以充分吸收利用。水是属阴的，人体阳气要将水化成水气，需要的阳气比消化一碗谷物多得多。因为水进入体内，阳气首先得把阴水转为阳水，再将阳水气化成水气，最后才是输往各处。而谷物是已经在体外煮熟了，已经吸收了自然界的阳火，进入人体是一步到位，在阳气的作用下，直接分解吸收，所以阳气化水，需要消耗的阳气至少是谷物的一倍以上。阳气气化水的过程，古人说得非常清楚，如《素问·经脉别论》说："饮入于胃，游溢精气，上输于脾，脾气散精，上归于肺，通调水道，下属膀胱，水精四布，五经并行。"其指出了水变津液的全过程。阳气的温蒸，使水蒸腾为气态物质，才能在体内"游溢"。如果阳气不足，喝进体内的水就无法蒸腾转化为气态，那就会转为水湿痰饮之邪，再进一步去损伤本身已经虚弱的阳气，形成恶性循环，则水湿痰饮之患更甚矣。

中医常将吃下去的饭、喝进去的水并称为"水谷精气"，说明水和谷物进入胃以后，一定是要在阳气的作用下，转化为细微状雾露般的气状物质，才能被人体吸收利用。吃饭喝水需要口、咽、牙齿、食道等器官进行咀嚼、吞咽运动才能协同完成，这个过程需要阳气提供动力。很多急危重症患者往往都会出现吃饭饮水困难，其原因就是阳气开始衰亡，已经不能给各个组织器官提供动力了。特别是水液和谷物的吸收、转输和代谢也是阳气的运动，如果脾胃阳气不足，肺阳不振，肾与膀胱阳气失司，那就会出现腹泻、完谷不化、饮一溲一等反映阳气不足的直接病变。

水进入体内，在阳气的气化和运行下，变成气状物质濡润着人体的皮肤、肌腠、经脉、筋骨及脏腑，甚至进入血管化生血液，或者是其废料生成汗液、尿液排出体外，维持着人体的各种生命活动。如果阳气不足以蒸腾升发进入体内的水液，那就会出现以下情况。

（1）变成内湿，出现肢体困重酸软、头重如裹等症状。湿邪为病，甚为广泛，可侵入人体内各个脏腑发病。

（2）变成水液停滞，出现水肿、少尿、胸腔积液、腹腔积液等。

（3）变成饮，停留于胃肠，则见泛吐清水，脘腹痞胀，腹部水声辘辘；停留于胸胁，则见肋间饱满，咳唾引痛，胸闷息促；停留于心包，则见胸闷心悸，气短不得卧；停留于四肢，则见当汗出而不汗出，身体肢节疼痛；停留于肺，则见胸部紧闷，咳吐清稀痰涎，或喉间哮鸣有声。

（4）变成痰，内停于肺，以咳嗽痰多、痰汁黏稠、胸闷为主症。痰浊中阻，可见脘痞、纳呆食少、呕恶痰涎、苔白腻等症。痰蒙清窍，则头晕目眩。痰蒙心神则神昏神乱。痰窜经络，可成瘿瘤、瘰疬、痰核、乳癖、结节等。痰浊为病，颇为广泛，见证多端，因而有"百病多由痰作祟""怪病多痰"之说。

（5）直接变成水气病。水气病的病名提出最早见于《金匮要略》。多表现为水液泛溢肌肤而引起的浮肿，兼小便不利为主症。具体分为风水、皮水、正水、石水以及黄汗。风水的主要症状是浮肿，以颜面及腰以上部位肿势明显，畏风怕冷，关节疼痛。皮水的症状主要表现为周身浮肿，起病缓慢，肿势较重，但没有畏风的症状。石水多表现为上下肢浮肿，腰部冷痛，如坐水中，沉重疼痛。正水多表现为水肿致下肢肿，逐渐向上蔓延至全身，伴有周身乏力。黄汗多表现为身热汗出，且汗出不畅，汗液黏腻。

水同阳气一样，是人们生命中不可缺少的物质。不同的年龄段，人体的含水量也是不一样的：新生儿的含水量约占80%，婴幼儿的含水量要占70%，成年男性的含水量约为65%，成年女性的含水量约为55%，当年龄超过50岁体内的含水量会减少到50%以下。这个数字说明阳气在人年幼的时候比较旺盛，年老之后阳气的功能开始下降，而且男性的阳气要比女性更强。这就要求我们在喝水补充津液的时候，要学会科学喝水。古代人十分推荐喝河水、江水、山泉水和地下水，因为这些是既有气又有质的"活水"。有医书记载，古时候的医生常从千里以外去取活水，来治疗小便闭塞的患者，即是取活水的奔腾之气、浩荡之气。张仲景《伤寒杂病论》中记载的甘澜水，即是将水扬之千遍，可以将大分子链水打成小分子水，这种水的细胞通透性、渗透性特别强，利小便作用明显。我们今天喝的水多是工业化层层处理的水，缺少活性。所以讲究喝水，科学喝水，总以辨证喝水，如属阳虚体胖者，建议少喝水；如属阳盛体瘦者，可以适当多喝，顾护阳气为目的，避免水邪为患。

现在临床上有许多口渴的患者，体内并不是真正的缺水，也不需要用生津止渴的凉性中药治疗。如果辨证为痰湿内阻阳气，或者瘀血阻塞阳气，甚至是阳气虚弱引起的，那就必须采用相应的中医治疗措施才是。《伤寒论》中的膀胱蓄水证及血瘀少腹发狂证，就有口渴的症状，其治疗都是采用五苓散温阳利水、桃核承气汤活血化瘀的。《素问·脏气法时论》云："肾苦燥，急食辛以润之。"后世医家根据这一条，用附子、肉桂、防风、荆芥、白芷等辛味中药治愈了许多口渴患者。因为这些辛味中药都有激发阳气功能的作用，特别是北方农村喜欢用生姜红枣泡水喝，其中生姜就有辛味，能够使阳气升腾，二药相配，可以帮助体内阳气蒸化水液。所以掌握阳气与水的关系十分重要。

56. 血瘀的根本在于阳气

中医对血的认识，基本上与现代医学所说的血液是一样的。如《灵枢·决气》说："中焦受气取汁，变化而赤，是谓血。"这段经文说明血是红色的液体。但中医论道，重气轻形，唯象为上，如此就把人体内的血液归为有形之阴性物质，并赋予气的概念，认为血液虽是维持人体五脏六腑、四肢百骸等生命活动的重要物质，但血液的生成、运行都必须依靠阳气的作用，才能使水谷精气化赤为血，并循环灌注全身。故历代医家为了强调阳气对血液的这种作用，才有"气能生血""气能行血""气能摄血"和"血为气母"的说法，迄今一直指导着临床运用。

阳气具有推动血液在脉管中运行的作用，如果阳气虚弱或阳气郁滞，不能推动血液的正常运行，可形成血瘀。如《灵枢·营卫生会》说："壮者之气血盛，其肌肉滑，气道通，营卫之行，不失其常……老者之气血衰，其肌肉枯，气道涩。"气道涩则阳气通行不畅，导致血液运行阻滞，形成血瘀。后世医家对阳气与血液这种关系深有研究，如《杂病源流犀烛》说："气运乎血，血本随气以周流，气凝则血亦凝矣。气凝在何处，则血亦凝在何处矣。"充分说明了血瘀的根本原因是阳气出了问题。如果阳气虚弱，阳虚生内寒，导致血瘀，那就是寒凝血瘀证。如果阳气亢盛，阳滞化热，导致血瘀，那就是热盛血瘀证。如果阳气郁滞，不能运血，导致血瘀，那就是气滞血瘀证。总之，人体没有单独的血瘀证，血瘀总是随着人体阳气的变化而变化。

需要说明的是，中医称的血瘀与瘀血还是有点区别的。血瘀是指一个动态过程，是一个证，是指血液循环迟缓和不流畅的一种病理状态。瘀血也是指体内有血液停滞，不仅是病理产物，还代表各种原因产生瘀血这个物质，又属病机概念。血瘀为病广泛，阳气推动血液循经脉周行全身，内而脏腑，外而肌肤，上至巅顶，旁及四肢，皆可因血瘀不行而为病。或瘀滞经脉，或瘀着脏腑，或瘀遏清窍，为病多端，难以尽述。瘀血则有特征，一是有形可征，如腹中积块、瘿瘤、皮下结节、包块，其肿大坚硬；二是有色，如瘀血紫暗或发黑，又可见于肌肤、颜面、唇舌、大便颜色的改变以及肌肤甲错；三是有证，如局部刺痛，固着不移，入夜加重或狂乱谵语等。血瘀日久可演变为瘀血。

近年来，随着心脑血管病、肿瘤、肺结节、囊肿等发病率越来越高，大家对中医的血瘀研究越来越感兴趣，活血化瘀法也为人们所接受。随着活血化瘀法的广用、泛用，甚至滥用，临床发现治疗效果并不理想，并产生了不少流弊。中医是讲究审因辨证的，中医的理论是临床的结晶，中医特别重视气，没有阳气的作用，血液是不可能运行正常的。《伤寒论》中张仲景运用桃核承气汤活血化瘀，方中用桂枝就是典型的重视阳气推动血液运行作用。按照阳气异常是导致血瘀的根本这个思路作为切入点，心脏病如果是胸阳痹阻，采用开胸振阳之瓜蒌薤白白酒汤，效果就比单纯用活血化瘀药好；心脏病如果是血瘀日久，阳气不足，在活血化瘀药中加入温振阳气药标本兼治，效果就比单用活血药好。特别是一些中老年人，随着身体的衰老，会出现脸色暗、唇黑、皮肤干、眼圈黑斑问题，有人认为是血瘀所致，如果久服活血药则更会损伤阳气。其实这是人体随着年龄的增长，阳气逐渐衰退，血液自然会流速减慢出现血瘀的过程，只要用增加阳气的药物，就可延缓阳气的衰老。

57. "阳气来复"是中医判断疾病预后的重要指标

阳气来复，主要是指人体阳气由弱到强，由衰到盛，由遏到畅，阳气逐渐恢复的一种状态。我们在张仲景《伤寒论》中会经常看到"阳气来复"这个概念。例如：

《伤寒论》："下利，有微热而渴，脉弱者，今自愈。"是说虚寒下利，出现了有微微的热感，并且想喝水的情况，这个是阳气逐渐恢复的好兆头。至于脉象摸上去偏弱而不紧，这是寒邪将要消退，阳气来复的现象，故判断为疾病将要痊愈。

《伤寒论》："下利脉数，有微热汗出，今自愈。"腹泻每日数次或数十次，经服药后，身体由凉转热，并且有出汗的现象，脉象也慢慢变得快了些，这是典型的阳气通畅的表现，故判断为阳气来复的佳兆，可以自愈。

《伤寒论》："少阴病，下利，若利自止，恶寒而卧，手足温者，可治。"利已经止了，手足摸上去有温热感了，属于典型的阳气来复现象，当然可以治愈了。

《伤寒论》："少阴病，恶寒而蜷，时自烦，欲去衣被者，可治。"一个阴寒内盛、阳气虚衰的患者，出现时时烦扰，想脱衣服或蹬被窝的现象，属阳气功能逐渐恢复的状态，可以治愈。

《伤寒论》："厥阴病，渴欲饮水者，少少与之愈。"这是一个典型的厥阴阴邪消退，阳气乍复，津液一时不能上承的征兆，只需少少给予饮水的方法，待阳气全面恢复正常，即可痊愈。

阳气在人体生命中占据主导地位，疾病的发生发展是阴阳失去协调平衡的结果，阴阳关系中又以阳为主导，因此阴阳失调的关键因素在于阳气的偏盛或偏衰。在正常情况下，人体阳气旺盛，卫护职能得当，抵御外邪能力强，自可达到阴平阳秘、精神乃治的最佳状态。如果阳气过盛或过衰，甚至郁遏不能条达，人体自然会阴阳失调，疾病丛生了。所以《伤寒论》十分重视阳气的功能恢复与否，将"阳气来复"作为判断疾病预后的一个重要指标。阳气的盛衰，是疾病的预防、治疗、发生发展及预后的关键。

阳气来复，是脏腑功能处于抑制转为生发释放的一种状态，临床上可以看到很多病人向愈好转时，会出现这些表现，可以判断为患者阳气来复，说明前段时间的治疗方案是积极有效的。譬如：

①从精神萎靡逐步转为精力充沛，从面色㿠白晦暗转为面色红润有光泽。

②疲倦不堪，乏力昏昏欲睡，转为气力增加，喜爱活动。

③平时怕冷，畏寒，四肢不温，转为可以耐寒，手脚温热有汗润。

④平时胃部胀满，不欲饮食，突然间想吃东西，胃口大开了。

⑤夜尿次数逐渐减少，大便成形，次数正常了。

⑥女性来月经时，没有痛经了。

⑦男性有晨勃现象。

所以无论急性病，还是慢性久病，认真观察患者阳气来复现象，十分重要。只有人体阳气逐渐恢复正常，才代表着人体五脏六腑的功能在恢复正常，人体才算是处于无病状态。

58. 阳气细胞论

如果把阳气细胞比作物质单位的一个原子或生物单位的一个细胞，那么阳气就是由无数个阳气细胞像原子或细胞那样自然有序地综合而成。

生物全息理论指出：在功能和结构上与其周围的部分有相对明显边界的系统，称之为相对独立的部分。多细胞生物体的任一相对独立部分的每一位点相对于这一部分的其他位点，在病理、生理、生化、遗传、形态等方面的生物学特性上都和其在整体上所相关点的分布规律与各相关部位在整体上的分布规律相同。在每相连的两个独立的部分，生物学特性相似程度最大的两个端点——相同的两极，总是处于相隔最远的位置，从而对立的两极总是连在一起的。整个多细胞生物体，这样相对独立的部分首尾相接或取同一走向，恰像众多小磁针在磁场中 N、S 极相接或取同一走向的排布一样。科学家把这一生物全息理论称为"生物全息律"。按照这个理论，任何一个局部都有整体的所有信息。观察每一片叶子的脉络形状，你可以惊喜地发现它不正是一棵树吗？实际上，每一片树叶就是这棵树的缩影。我们还可以去观察果树的型（冠）与果子的形状，如桃子的形状与生长桃子的桃树型（冠）的形状相同，梨、苹果等均如此，这就是生物的全息现象。

生物全息理论虽然在学界尚有争论，但生物全息律却是客观存在的规律。从这一规律中，我们可以从阳气中发现，阳气物质的最小单位是阳气细胞，无数个阳气细胞聚集构成了阳气。只有剖析清楚阳气细胞内的物质，才能弄清阳气内的物质结构，这个叫作以小窥大。

按照生物全息理论所说，阳气细胞作为一个最小的独立单位，应是首尾相接，这不正是环阴抱阳的太极图吗？所以说太极图是阳气细胞的平面直观模型。人体是由阴阳两部分物质组成，阳气细胞也含有阴阳两部分物质，即阳气的主体成分和阴性的阴精、血液、津液等物质。

阳气细胞作为人体内最小的物质单位，其内部结构成分反映了人体是阴阳二气合成的所有信息。特别是将阳气细胞内部结构成分做成太极图平面直观模型，我们可以发现，两个鱼眼则分别是阳气主导成分和阴性物质的玄机所在。这两个鱼眼，秉承了所有产生阳气细胞的自然之气、水谷之气、先天之气的精髓密码，是最有灵性、最具记忆、最具动力的部分，它决定着大阳气的生命活动征象，又接受着五脏六腑的功能指令，是历代医学家殚精竭虑需要搞清楚，但到现在又很模糊不清的部分。

自《黄帝内经》成书以来，历代医家都将阴阳两气割裂开来分别论述，理由是环阴抱阳，阴阳者数之可十等，阳在外阴在内等，产生了很多歧论，也使许多后世来者每天像朱熹教人们格物才能致知一样，结果是似懂非懂，最后以经验多少、年龄大小论英雄。殊不知，写《黄帝内经》的先贤们时刻在提醒我们后世来者，阴阳虽然万之大，不可胜数，但"其要一也"，这个"一"，不就是能够反映人体全部信息的阳气细胞吗？老子《道德经》中反复指出"道生一，一生二，二生三，三生万物，万物负阴而抱阳，冲气以为和"。阳气即为道，道就是阳气。阳气的基本单位是阳气细胞，一个二个三个多个甚至无数个阳气细胞聚集，才产生出人体生命活动的绚丽多姿。而万物皆有灵的基础，又是建立在无数个阳气细胞上，阳气细胞的内部结构本身就是阴性阳性物质首尾相接的呀！

59. 论阳气学说需要注意的几个问题

阳气学说，是在古代生产科技水平低下的情况下，中医创立的一个独特的认识人体生命现象的理论体系。阳气是五脏六腑功能活动产生的象，阳气是论人体生理病理及辨证论治的道。论阳气，不可能离开实体的五脏六腑。随着现代医学的飞速发展，特别是中西医结合的大潮涌起，人们常将中医西医混谈，造成了很多概念上的混乱。因此，指出中西医在人体生理病理上的认识差异，很有必要。这也是保持继承和发展中医学独特的理论体系的需要。

（1）此脏非彼脏

中医对脏腑的认识与西医的器官是不一样的。

或许有人会质问：这怎么可能呢？人身上不可能有两套脏腑器官。这是肯定的！其实，我们的祖先早就认识到脏腑是一个实体存在。如《类经》中就提出"若夫八尺之士，皮肉在此，外可度量切循而视之。"人死后，可用解剖的方法去观察。《黄帝内经》中关于五脏六腑的度量，对心、肝、肺等的描述，基本上与现代解剖结果一致。例如《灵枢·肠胃》中记载的食道长度与下消化道长度的比值是1:36，与现代解剖学的数据1:37是非常接近的。这说明古中医早就具备了人体解剖学的认识。

既然这样，那为什么古人不顺着这条思路去构建脏腑理论呢？工欲善其事，必先利其器。因为在刀耕火种的冷兵器年代，我们手里没有可用的仪器设备，单纯地用解剖方法已无法说明机体复杂的联系和运动变化。冷冰冰的脏腑组织器官搁在一起并不能构成生命活动，所以中医就用活生生、暖洋洋的阳气概念，也就是在脏腑组织的功能活动的层面上，去构建对脏腑的认识和理解。所以说，中医所讲的脏腑就包含了几个方面的西医器官的功能，一个西医的器官功能则可能分散在几个中医所说的脏腑内。例如心主脉，藏神。心藏神指的是心具有主宰人体精神、意识、思维活动的功能，这个心的功能就包括了大脑的功能。再如中医说胆主决断，如果中医所说的胆与西医的胆是一样的话，那么现代医学动不动就把胆摘除，那人岂不什么事都决断不了？还有在中医看来，脾是后天之本、生化之源，水谷精气都要靠脾来运化，才能维持人体的生命活动。但从西医的观点来看，有些特定的疾病或外伤时，脾脏是可以切除的，如果中医所讲的脾与西医所说的是一致的，那么人岂不是断了营养来源？

所以说，此脏非彼脏。中医认识脏腑，是通过功能活动产生的阳气在外面表现出来的"象"，来推断内在脏腑的功能状态。所以，阳气理论构成了独特的中医理论体系。中医通过阳气来理解脏腑，通过阳气来进行临床鉴别，通过阳气来指导药物运用，通过阳气来判断临床疗效，建立了一整套完善的理论体系。

（2）血非血液

中医的阳气理论体系并不是建立在解剖学基础之上的，但现代的一些研究者已经把血等同于西医所说的血液了。其实，中医所说的血与西医所说的血液根本就是两回事。中医认为阳气与血是在经络中运行的，如果这个血就是血液，那么就是说经络应该是血管。可是至今谁都知道经络不是血管，经络就像天上的飞机航道一样，看不见摸不着的，是无形的，而人体血液是不可能在没有血管的情况下流动。所以中医所说的血绝对不是西医所说的血液。

《灵枢·决气》说："中焦受气取汁，变化而赤，是为血。"脾胃从饮食中运化出来的水谷之精微，加上"受气"，这个气就是指阳气，是说血的生成是在阳气的作用下，将水谷精微变化成为血。因此，中医所说的血是一种精微物质，能够在经络中运行。

（3）阳气细胞非细胞

现代医学的生物细胞是在电子显微镜下，看得真真切切活生生的独立的物质单位。阳气细胞则是借助这一理论，阐述阳气是无数个单个个体单位的阳气成云片块状组成，像雾露般覆盖在人体表层，在体内五脏六腑经络筋脉中上下左右周流运行。宇宙间的万事万物都有无限的可分性，但都有一个头和尾紧密相连。古中医曾也试图这样分析研究，如《素问·阴阳离合论》说："阴阳者，数之可十，推之可百，数之可千，推之可万，万之大不可胜数，然其要一也。"在当时没有电脑、云服务、大数据的年代，古人能有这样的认识已难能可贵了。我根据老子《道德经》"道生一，一生二，二生三，三生万物。万物负阴而抱阳，冲气以为和"，认为这个道是阳气细胞。我们知道，道是独一无二的，道本身包含阴阳二气，阴阳二气相交而形成一种适匀，也就是和的状态，充满了生命的萌芽气息。阳气细胞的物质结构组成是由阳气主体成分，加上阴精、血、津液等组成，呈阴阳相抱状态，其平面直视模型就是太极图。这样，充分说明了阳气原来是无数个阳气细胞组成，回到了古人所说的"一"这个要点上。阳气细胞内原来是由阴阳两种物质组成，才能让人明白为什么会一生二，二生三，三生万物，生生不息。阳气细胞用太极图平面直视表示，令人信而有征，直面正视，充满玄机。

（4）经络是阳气细胞的通道，是传递信息的通道

人体的五脏六腑、四肢百骸、皮毛肌腠筋脉依靠经络联系。先天之精气，后天之水谷之气，自然之呼吸之气，这些制造阳气的原材料经五脏六腑功能活动后，产生了一个又一个阳气细胞，以经络作为运行通道，就如同城市电网一般输送汇聚到全身各处，成为云状阳气，起着温煦、濡养、防御、推动、气化作用，维持和推动着人体的生命活动。《灵枢·本脏》说："经脉者，所以行气血而营阴阳。"说的就是经络是运行通道，阳气细胞本身就含有阳气主体成分和阴精、血、津液，所以往大里说，经络里运行的是气血阴阳，具体而论则是一个又一个的阳气细胞。

经络的功能与神经有共通之处。五脏六腑功能活动中发布的信息，通过经络运行阳气细胞时传导到全身各处，调控和指挥人体的各种生命活动。同时，经络又将人体在生命活动中出现的各种状况信息反馈给五脏六腑，为脏腑的调控提供依据。如果出现外感邪气、内伤情志、劳倦饮食等因素，五脏六腑则会通过十二经络传导异常信息向人体报警，这时候机体内部可以自我调控，可以通过休息或运动以及规律饮食来恢复健康；如果超出了五脏六腑调控能力时，则需要通过药物进行干预。

60. 阴阳一体的阳气细胞就像种植在人体内的一颗颗种子

中国人聪明。中国人平常吃的五谷杂粮、花生瓜子等都是种子。种子是最有生机的，是浓缩的精华，蕴涵着再生。这些东西吃到肚子里，那是最有生机和活力的，所以说中国人聪明。在古人看来，所有的种子都是剥开呈两瓣的，种子的头上还有一颗小小的胚芽。种子是干啥的？种子是最神奇的，种子是所有植物的繁殖和播散器官，种子的萌发就象征着生命的开始，一棵树的种子一旦萌发，就可以长成参天大树。大家可以认真看，种子的形态和内部结构，那可就是一张太极图。宋代周敦颐在《太极图说》中认为，太极图是反映天地万物生成变化的图式，是最原始的绝对实体。这个最原始的实体不就是活脱脱摆在那里的种子么？只有种子才有生成万物的能力呀。所以太极图的原型是种子。明代曹端对太极图有很深的理解，他在《太极图说述解》中提出太极乃"理之别名耳，天地之立，实理所为，理学之源，实天所出"，谓"太极动而生阳，动极而静，静而生阴，静极复动，一动一静互为其根"，这说的不就是阳气细胞吗？阳气细胞内以阳气主体成分为主，主动，与其携带并组成的阴精、血、津液为阴性物质，主静，阳气细胞内阴阳相抱，动静结合，互为根用，充满无限生机与活力。因此，太极图的原始实体是从种子而来，阳气细胞的平面直视模型是太极图。阳气细胞就像种子一样，在人体内通过经络传运输送，气化蒸腾，新陈代谢，升降出入，并形成大面积呈云雾状阳气覆盖在人体体表，生生不息，演化为人体的各种生命现象。

阳气细胞像奔腾澎湃的江河之水一样在体内周流不息，阳气细胞像一颗颗带着生命力的种子一样，携带着人体的生命信息参加促进调控着人的生、长、壮、老、已。至于人体内的脏器合成并制造阳气细胞的多或寡、阳气细胞本身是否强壮，则与人体先天禀赋、饮食规律及结构、睡眠、劳作情志压力等，特别是与脏腑功能是否强盛有关。其实古圣贤在《素问·上古天真论》中专有论述："女子七岁，肾气盛，齿更发长；二七而天癸至，任脉通，太冲脉盛，月事以时下，故有子；三七肾气平均，故真牙生而长极；四七，筋骨坚，发长极，身体盛壮；五七阳明脉衰，面始焦，发始堕；六七，三阳脉衰于上，面皆焦，发始白；七七，任脉虚，太冲脉衰少，天癸竭，地道不通，故形坏而无子也。丈夫八岁，肾气实，发长齿更；二八肾气盛，天癸至，精气溢泻，阴阳和，故能有子；三八肾气平均，筋骨劲强，故真牙生而长极；四八，筋骨隆盛，肌肉满壮；五八肾气衰，发堕齿槁；六八阳气衰竭于上，面焦，发鬓斑白；七八，肝气衰，筋不能动，天癸竭，精少，肾藏衰，形体皆极；八八则齿发去。肾者主水，受五脏六腑之精而藏之，故五脏盛乃能泻，今五脏皆衰，筋骨解堕，天癸尽矣。故发鬓白，身体重，行走不正，而无子耳。"我们可以得知，阳气细胞的功能是否强盛，是受年龄及五脏六腑十二经络的功能是否强壮影响的。也就是说，阳气细胞这颗种子，在体内能否生根发芽、茁壮成长，是与这棵大树的根，即五脏六腑十二经络息息相关的。特别是人体进入生长发育期，脏腑在加速合成制造阳气细胞的同时，还分泌出天癸物质，同阳气细胞一起形成大片的阳气，增强人体的经脉筋骨肌肉力量。随着人的年龄增长，脏腑功能的减退，脏腑分泌天癸物质的能力则越来越弱，阳气细胞的合成制造也会越来越少，最终脏腑分泌天癸物质能力衰竭，不再分泌天癸物质，这时衰退了的脏腑，合成制造的阳气细胞这颗种子的质量会越来越差，人体的抵抗力就会下降，身体会产生各种衰老的表现。

61. 阴阳一体的阳气细胞

谈中医，离不开阴阳。但我们一说到阴阳，马上就会想到天与地、白天与黑夜、春夏与秋冬，最后凡是光明的、向上的、向外的、活动的都属阳，黑暗的、向下的、向里的、安静的都属阴。并认为阴阳在一个统一体中协调共济，最典型的就是人体之气，也含有阴气与阳气两个部分，阴阳二气相互协调，相互依赖，相互制约，阴中含阳，阳中含阴，则一身之气冲和畅达，以维持人体的生命活动。这些说法固然正确，符合人体的生理病理机制，从尚大崇全角度看，无论天地、人体，都是阴阳二气作用的结果。长江之水固然奔腾壮观，黄河之水固然波涛澎湃，但其起始都有一个源头。同理，人体的阴阳二气的源头在哪里呢？这个源头不找到，我们怎么去正确理解阴阳的可分性？总不能去将阴阳分别分成十、百、千、万……最后陷入这种无限的机械循环中。其实古代经典早就提示我们要回归到"其要一也"，在"一"上做文章，才找得到事物的真相。这个"一"，绝不是阴阳二字，明明摆在面前的阴阳是2个字，为什么非要说成是"一"呀！这个"一"，不是别的，就是阴阳一体的阳气细胞。一个像种子一样一瓣两瓣的，又都聚集在一个壳内的，充满生机与活力的阴阳相抱的阳气细胞。阳气细胞才是中医所说的真正的"一"。

用阴阳一体观阐述人体的生理病理变化，指导临床辨证论治，一直为历代医家所极力推荐。如明代著名的医学大家张景岳，他认为世界万物的起源是从无极到太极，通过太极的运动产生了阴阳，进而化生出万事万物；强调阴阳是有机的统一体，并在这个统一体中运动变化；认为先有统一体，后有阴阳，离开了这个统一体，则无以谈阴阳；并试图从人体生命的发生，即父母的两精相媾，即是先天之太极之气、先天太极之阴阳之精气相搏，人的形神乃成，故人体生命已具备了阴阳二气，来论证人是阴阳为一体的生命。后来，张景岳运用阴阳一体观，提出著名的"阳中求阴，阴中求阳"的治疗观点，广为后世医家接受，迄今仍然有效指导着临床。

还有极力从生活中去解释阴阳一体的。譬如一座山有阴面有阳面，背对太阳的一面是阴面，朝着太阳的一面是阳面，山是一体，有阴阳两面；又有说一本书，有一个面叫阴面，有一个面叫阳面，所以叫一体两面；更有说地球东西两半，一半是进入夜晚的话，另一半则是白天，等等，举不胜举。总之，万物都是一阴一阳，都是相对的，都是一体两面的。这些对阴阳一体的理解，确实是很有说服力，但总是让人觉得阴阳还是离我们有一定距离，帮助我们说理可以，归纳可以，但是将阴阳彻底融入人体的生理病理变化，总是有那么一点差强人意。

其实，气是构成宇宙间万事万物的本原。人既然是整个世界的特殊组成部分，是自然的产物，阳气就是人体的生命活动的象征。人没有了阳气，就没有了生命活动，人体也就不存在了。阳气作为人体生命活动的一种极细微物质，也是有着生命活力的。既然阳气是一种极细微物质，它也是由大大小小、多少不等的单个单位组成，那阳气的最小个体单位就是阳气细胞。每个阳气细胞内部充满着阳气主体成分，以及阴精、血、津液等阴性成分，阴阳一体，才是真正意义上的有生命活力的细胞因子。这些无数个充满生命活力的阳气细胞聚集构成阳气，才是真正的人体生命活动，从而演绎出太极生两仪、两仪生四象、四象生八卦的生命的精彩活动。所以说，太极是什么？太极是阳气细胞。阳气细胞才是真正意义上的阴阳一体化构成的阳气物质基础。这样，对现代人来说，玄之又玄的太极八卦、阴阳五行，才真正落到了人体生理病理实处。

62. 阳气细胞学

我们知道，任何生物现象无不来自细胞的功能，生物体的生理功能及一切生命现象都是以细胞为基本单位而表达的。进入20世纪之后，生物细胞学的应用越来越引起重视。细胞都非常微小，超出人的视力极限。显微镜的出现，使人们可以观察到一个又一个细胞，从而带来了人们对生命认识的飞速提高。我国古代的哲学家、科学家们，倾尽全力，一代又一代毕生追求的不正是现在这个结果吗？虽然那时候没有现代科技工具，人们无法借助工具用直观的方式展现出来，但人们知道工欲善其事、必先利其器的道理。没有发现，并不意味着不存在，古贤哲们对世界上丰富多彩的万物提出了"气"——这个看不见摸不着但又实实在在存在的概念。"气"这个可以让人们感同身受的概念一经提出，在当时其意义不亚于现代显微镜的发明，特别是将"气"移植到人体生理病理学研究中，提出阳气是人体的生命实质，有阳则生，无阳则死，养生就是养阳气等一系列学术价值较高的观点，建立了以阳气为特色的中医学术理论体系，使得我们的古中医学屹立于当时世界科技的最前峰，迄今仍有其指导意义和存在价值。

科学技术是无国界的，跨学科的，其本身就是为了促进人类社会的文明进步。过去的辉煌不代表着今日的荣耀，特色并不意味着优势。在没有更好的办法出来之前，模仿、移植也意味着进步。在我们中医没有破解出人体阳气的奥秘之前，将阳气细胞学的概念移植到中医阳气理论体系中，未必不是个办法。既然我们知道，任何生物现象都来自细胞的功能，细胞在显微镜没有发明之前，也是人的肉眼看不见但又确实存在的，这一点与我们所说的阳气十分相像，而且中医西医所研究的对象，又都是同一个"人"，那我们中医还有什么可顾虑重重的。我以为，将现代生物细胞学的研究成果借鉴过来，结合中医的特点特色及独到之处，建立一个全新的中医阳气细胞学科，才能真正地追上现代科技发展的步伐。

古贤哲们对大气磅礴、气象万千的世界的认识，其实也是想回归到从事物的起源再进行研究深挖。无奈器具所限，力所不逮，有的则寄情于志怪小说，在小说中幻化所谓变化无常、无所不能的神仙，以期有所斩获，就像现代人写的很多超时代的幻想小说一样，结果还真的变成了现实；有的不能渡人，干脆渡己，倾毕生精力在杳无人烟的大山深处修炼，可这种修行，真正能成事成功者，屈指可数。最多的还是采用取类比象的办法，试图有所突破。如老子《道德经》中有四次拿初生的婴儿做比喻，试图阐述清楚道的至柔、至美、至纯、至真之性，但都是给人以想象的空间，至于用什么方法，达到什么样的标准等，都语焉不清矣。即使几千年来运用阴阳学说来说明人体的生理病理变化，但至今我们都有这样的疑惑，那就是阴阳到底是什么？我们总不能把阴阳当成一个筐，什么东西都往里装吧？我们总不能永远用哲学概念去解释人的生理病理吧？所以就有医家如何梦瑶在《医碥》中呼吁："医书动言阴阳，而不切指其何项，甚属朦混，当细分之。"也就是说，科技发展到了今天这个能够上天入地的阶段，中医的阴阳概念还是这样蒙混下去，裹足不前，故步自封，那只有一个结果：先萎缩，再淘汰。

古人不是没有这方面的认识，古人也想牢牢抓住阴阳二气在手中，然后堂而皇之地展示给世人看，但古人知道阴阳二气十分庞大，只有抓住事物的起源，即"一"，才能成功。故《老子》十四章说："视之不见名曰夷，听之不闻名曰希，搏之不得名曰微。此三者，不可致诘，故混而为一。"这个"一"，就是古人的心法。在当时没有显微镜，只能从感觉上品悟，而这种品悟则是最煎熬人的，用有话说不出，说出了人家又不信，简直莫可名状形容是最不为过的。还好，《老子》接着数说自己心目中的阳气细胞，以力求实证："一者，其上不皦，其下不昧，绳绳不可名，复归于无物。是谓无状之状，无物之象，是谓惚恍。迎之不见其首，随之不见其后。"本来顺着古人提出的"一"这一思路发展下去，可以越来越清晰，可惜到了张景岳时代，张景岳老先生已经认识到了阴阳一体论，他给阴阳下了一个著名的定义："阴阳者，一分为二也。"使阴阳又向宏观方向无穷地分割下去，自此医学家们就再也没有穷究其源了。好在当时道学兴起，按照万物的头即种子模样，画出个太极图，使阴阳二气有了平面模型，这给阳气细胞按照老子当时所想的模糊的模样，有了一个可以正面直观的图形。

　　时至今日，我们姑且不论阳气细胞内到底由什么物质组成，因为宇宙间的暗物质还有绝大部分未搞清楚，但是借鉴现代生物细胞学发展成果，遵循中医阳气理论体系规律，将人体内阳气最小的单位即阳气细胞作为研究突破方向，形成新时代的阳气细胞学，可以使人的生理病理变化明确地落到实处，到那时，中医将再也不是世人眼中的模糊医、阴阳医。

63. 阳气细胞结构组成成分
——阳气主体成分探讨

  由阳气主体成分与阴性物质阴精、血、津液组成的阳气细胞，其内部结构阴性物质部分好理解，阴性物质的来源无非是后天饮食水谷之精微所化；但阳气主体成分则因为与自然之气、先天之气有关，虽说先天之气与父母之精遗传有关，容易掌握，但自然之气则因地域人文气候环境不同，难于把握，特别是自然之气中的宇宙暗物质的能量成分十分复杂，迄今仍然是未解之谜，使得阳气主体成分扑朔迷离，难于掌握。

  要想弄清楚阳气细胞内的阳气主体成分，首先必须从论"人"开始。阳气是人体的生命活动的象征，有阳则生，无阳则死。《黄帝内经》从自然科学的角度出发，对人进行了充分论述。

  其一，《素问·宝命全形论》说："天覆地载，万物悉备，莫贵于人。"认为人是自然界中的一分子，但与其他生物不同，是最高级的生物。那么，作为代表人体能量的阳气，其最小组成单位的阳气细胞内的阳气主体成分中，一定有一种看不见摸不着的高能量物质。这种高能量物质，古贤哲们真实不虚地认识到，那就是"道"。这个"道物质"是宇宙的本源核心，是天地人万物生生不息的动力源泉，充满宇宙太空，滋润养育着天地人万物，是宇宙的结构模式和运行规律，人的生、长、壮、老、已就是一个微量版的宇宙结构模式和运行规律，所以作为宇宙间最高级生物的人，代表人体生命中的阳气，阳气中最小的单位阳气细胞中的阳气主体成分中，其成分主要是"道物质"。

道作为一种规律，阳气细胞内阳气的主体成分又是道物质，那么人体就必须遵循宇宙天地万物之道去生活，顺应自然，回归自然，遵循自然，方能符合宇宙天地万物之道，人体阳气才能旺盛，阳气中的最小单位阳气细胞中的阳气主体成分才能充沛，充满活力，人才能按照宇宙天地万物之道，健健康康地度百岁乃去。

一切生命的生存与发展，都是道物质能量的巨大作用力的结果。阳气细胞内的主体成分中含有道物质，充分说明了人体生理病理活动都是有规律可循的，充分说明了春夏秋冬、风雨寒暑、白昼黑夜、日出而作日落而息等自然规律，为什么与人体息息相关，说明了天人相应的道理。正因为人体阳气细胞内含有道物质，才能真正说得清有些疾病为什么会旦慧夜甚，有些疾病为什么会自愈，有些疾病则为什么需要根据四时季节气候变化去调治，更说明了许多养生方法须按客观规律去实行。

阳气细胞内的道物质就像一个宇宙能量接收器和转换器，在人体内时时刻刻地接受宇宙间的高能量物质，同时又通过人体五脏六腑功能活动转化为人体的高能量物质，维持和推动着人体生命的活动。辟谷、静修这些看似与人体无关紧要的养生方法，自古至今为什么会令这么多的人趋之若鹜，这其中的玄妙，即与阳气细胞内接受道物质有关。只有阳气细胞内有了充足的道物质，才能使阳气更好地发挥温煦、推动、气化、防御、固摄作用。

其二，《灵枢·经脉》中明确指出"人始生，先成精，精成而脑髓生，骨为干，脉为营，筋为刚，肉为墙，皮肤坚而毛发长"，这是指人成形的过程。《灵枢·经脉》又说："谷入于胃，脉道以通，血气乃行。"《素问·六节藏象论》说："天食人以五气，地食人以五味。五气入鼻，藏于心肺，上使五色修明，音声能彰；五味入口，藏于肠胃，味有所藏，以养五气，气和而生，津液相成，神乃自生。"意思是说，人在成形之后，依赖于呼吸空气、摄取食物，才能维持生命，并且产生精神活动。而这个精神活动则是人体阳气能量活动的结果。人的精神意识、行为举止活动，是宇宙天地万物之道的外显，又是道的载体和表现形态，我们常常叫作"德"。德蓄聚的厚薄深浅，决定着道物质质量层次的高低，规范着物性的特征和物体的轻重大小，以及其运行过程的长短。所以阳气细胞内的阳气主体成分之一是道物质，那么第二种成分则是德物质。一切自然界生命物质，都是道物质与德物质的充分体现。

阳气细胞内的德物质可以将道物质具体地表现为人的精神状态及行为举止，使道物质可见、可观、可言、可触及。心主神志，又为阳气之大主，人的精神意识行为举止都属心的管辖范围内，所以德物质为心所化。以前人们虽不明确说心能化生德物质，但生活中常说"小心""专心""当心""安心"，或者说"这个人心思不好""良心不安""坏了良心"，有意无意地将人的精神意识行为举止与人的心联系在一起，并且将人的品德修为直接与心挂钩，这充分说明了心与德物质的关系是十分紧密相连的。

总之，阳气细胞内的阳气主体成分含有道物质与德物质，道物质来自宇宙天地之气，德物质则由心所化，可以通过人的精神意识行为举止去体现宇宙天地万物之道，故曰"天人合一"。在日常生活中，人们都知道要积善行德，修身养性，其根本就是修阳气，使每一个阳气细胞内的阳气主体成分道物质、德物质充沛强大；在与疾病作斗争中，强调要树立信心，安心静气，休养生息，其实质仍然是修阳气，使每一个阳气细胞内的阳气主体成分道物质、德物质充满生机，增强人的抵抗力量，祛除病邪。

64. 阳气细胞内道物质的自然性

古人十分看重人与宇宙天地万物之间的关系，也就是我们常说的"天人相应"，在《黄帝内经》中有详尽论述，如"人以天地之气生，四时之法成""人与天地相参也，与日月相应也""春生，夏长，秋收，冬藏，是气之常也，而人亦应之"，诸如此类，不一一列举。

古人为什么这么看重天人相应关系呢？现代一般的解释主要是为了更好地研究人体生理、病理、疾病和治疗与自然环境的关系。例如天圆地方，所以人"头圆脚方"；大地河流纵横交错，对应人体有经络血脉；天有春夏秋冬四季，人就有生老病死；气候风调雨顺，大地作物丰收，人体也感觉舒服；天气反复变化无常，则疾病多发，作物生长困难，就有千般灾难。这些说法，固然为直观形象，有一定道理，但给人的整体感觉是十分牵强，中间似乎总觉得少了什么关键要素。

从人体阳气的个体单位阳气细胞结构成分分析来看，阳气细胞中的阳气主体成分含有道物质，而道物质的来源主要是宇宙天地万物自然之气，从这个角度去分析才能彻底揭开天人相应、人与自然的密切关系。

《易经》是古代汉民族思想智慧的结晶，被誉为"大道之源"，是华夏传统文化的杰出代表，亦是中华文明的源头活水。这部书可不是简单的一本讲自然哲学与人文实践理论的书。《易经》主要由六十四卦和三百八十四爻组成，其开宗明义第一卦就是乾卦，象征天，先有天，才有人。并曰："天行健，君子以自强不息。"教育人们不要违背天体刚健不已的运行规律，要求大家树立积极向上的信心，这就是天道，天道不可违。

人只有按照天道这个自然规律，积极向上，勇往直前，信心满满，人体所有毛孔打开，阳气活跃，才能更好地接受宇宙天地万物之气，使每一个阳气细胞中的道物质充盈饱满，终究会养成人体阳气中的天地浩然之气。所以《易经》明确第一卦为乾卦，是有其深刻内涵和意义的。

宇宙天地万物的奥妙无穷，树立满满的信心只是第一步。人还必须行万里路，读万卷书，参天悟道，格物致知，才能真正吸收到自然之气，使阳气细胞中的道物质顺利渗透。我们总是羡慕社会上那些饱学之士、得道高人、杰出精英，并且都有这么一种感觉，那就是这些人普遍气场强大，魅力四射。其实这其中的奥秘，就是这些人的阳气细胞中的道物质要比一般人多许多。古诗云："腹有诗书气自华。"这个气，就是阳气，说到底就是阳气细胞中的道物质多。我们中医治病为什么喜欢强调道地药材，为什么总拿中药材的气做文章，而且对高山密林中的中药材情有独钟。这是因为这些中药材在成长的过程中，它们也是吸收了宇宙天地之自然之气，那是可以直接补充体内阳气细胞内的道物质。中药材的神奇绝不是通过有效成分的研究，提炼出什么这个素、那个酮就可以解决的。宇宙天地万物与人之间是息息相关的。人为什么不能违背自然规律，强调顺应自然，敬畏自然，爱护自然，那是因为人体内阳气细胞含有道物质，道物质的来源是大自然。违背了自然之道，那就违背了人体的生理功能，人焉有不病乎？

65. 阳气细胞内德物质的修炼性

参天悟道可以使人的阳气细胞内的道物质充盈饱满，像天上的太阳给人带来温暖光明，积极向上，朝气蓬勃；正心修德则可以使人的阳气细胞内的德物质厚重沉实，像大地母亲一样普度众生，滋润禾苗，济危扶困，承载万物。自古至今，凡大医者，都十分注重对德的修炼。如医圣张仲景在《伤寒杂病论》自序中说"感往昔之沦丧，伤横夭之莫救，乃勤求古训，博采众方"，诉说了其立志修德，精钻医术，苦苦求索，救治百姓的理想追求，体现了一个苍生大医的高尚品德。又如药王孙思邈在其著名的为后世所传颂的《大医精诚》中说："凡大医治病，必当安神定志，无欲无求，先发大慈恻隐之心，誓愿普救含灵之苦。若有疾厄来求救者，不得问其贵贱贫富，长幼妍蚩，怨亲善友，华夷愚智，普同一等，皆如至亲之想。亦不得瞻前顾后，自虑吉凶，护惜身命。见彼苦恼，若己有之，深心凄怆，勿避险巇、昼夜、寒暑、饥渴、疲劳，一心赴救，无作功夫形迹之心。如此可为苍生大医，反此则是含灵巨贼。"字里言间要求医者要有高尚的品德修养。其实，自古以来不单单是对医者要求修炼品德，对全社会所有行业所有人员都是要求品德修养的，德是仁、义、礼、智、信的总括，是做人的根本，是国之基石，是社会安定团结稳固发展的需要。人类为什么这么重视品德的修养呢？那是因为在每个人身体的阳气细胞内都含有德物质，而德物质的补充是靠心主精神意识及行为举止，通过吸收好的高尚的品德行为转化过来的，德物质充沛，可以使人身体健康寿命延长。古人常说的"大德必寿""大德高寿""大德大寿"即是此意。

修炼品德之前，必须先正心。我们常说的修身、齐家、治国、平天下，前面的那句话是"正心"。只有意念诚实，内心才会端正无邪念。内心端正才能提高自身的品德修养，行为举止才能向上向好向善，所学技能才能达到全心全意救死扶伤的境界。没有德光有艺，那是小的技巧，是永远走不远走不长久的。德艺双馨方能光芒万丈。正心，首先要克服无穷的欲望。阳气细胞中的德物质是指我们的思想、我们的精神状态，是我们的行为举止。现在是一个经济水平比较发达的时代，过度追求物质享受会给人带来无穷的欲望。欲字的写法是一个谷字加一个欠字，就是说我们的欲望永远像一个深谷，总也填不满，总是欠那么一些。我们现在的生活条件好了，生活质量提高了，有的人生活水平越高就越向上去追求。人的欲望是无穷的，这种无穷的欲望恰恰是杀伤我们身体阳气细胞中德物质的罪魁祸首。降低人的欲望，我们首先应该把对谷物的欲望降低，减少饮食。在中国古代，道家有很多的养生方法，其中最重要的一点叫作"节饮食"，即"辟谷"，就是少吃五谷杂粮。古人讲"食气者神明而寿，食谷者智慧而夭"，就是说吃粮食吃肉的人很聪明，可是达不到活到天年的这种境界。其次是惜精神，就是指我们不要让自己的想法欲望变得太多，要知足常乐，自动清除贪欲，同时改变自己的不良性格，纠正错误的认知过程，调节情绪，使自己的心态平和、乐观、开朗、豁达，从而达到健康长寿的目的。

古人为了提高人体阳气细胞内的德物质含量，创造出能够使每一个人都能做到的"固阳三宝"和"三阳开泰法"，现简介于下。

第一，固阳三宝。

在宋代，有一位大医学家叫窦材，著成《扁鹊心法》一书，他认为保护阳气有三个法宝。第一他主张用中药中著名的一味药——附子。他认为附子可以激发人的阳气，固护人的阳气。第二个法宝是硫黄。在道家的医学里对硫黄这味药看得很重。把硫黄灌进猪的肠子里去，然后把猪肠放在水里与豆腐煮上几小时，最后去掉猪肠，得到"金液丹"。这个丹主要成分是硫黄，可以起到固护阳气的作用，认为能兴"垂绝之阳"。所谓"垂绝之阳"就是指人的最后一口气，当人只剩最后一口气时给他服用金液丹，人就可以回阳了，因为金液丹可以化痰理气回阳，可能比现在的强心针还要厉害些。第三个法宝就是艾灸。每年夏秋之间，灸关元穴一千次或一万次，只要长时间地灸小腹这个部位，也就是我们平时所说的丹田气所在地，就可以把阳气固护在里面，起到补充人体阳气的功效。窦材在书中说："阳精若壮千年寿，阴气如强必毙伤。"他非常强调阳气在人体生理、病理中的重要作用，认为阳气的盛衰是人体生长衰老的根本，阳气的有无是人体生死存亡的关键。

第二，三阳开泰法。

不用药物和灸法，还有别的办法固护阳气吗？除了要减少欲望，做到饮食有节、起居有常外，还有个道家的重要固护阳气的办法——三阳开泰法。这个方法是教授我们怎么通过日常生活中的思维理念来固护体内阳气细胞中德物质的妙法。

（1）喜则生阳。古人说："喜则阳气生。"喜就是高兴，高兴就能生发阳气。大怒是坠阴的。这个在日常生活中，应该是很容易做到的，经常想一些高兴的事情，听自己喜欢的歌曲，看自己喜欢的书，包括自己的业余爱好，都可以使人的阳气生发。《黄帝内经》中陈述："百病生于气，怒则气上，喜则气缓，悲则气消，恐则气下。"如此可见精神状态时刻影响着人的身体活动，影响阳气细胞的强弱。

（2）动则生阳。流水不腐，户枢不蠹，意思是人一定要活动。怎样去活动呢？华佗说："动摇则骨气消，气血流通，百病无一得生。"看看我们现代人，吃一顿饭要四五个小时，再加上饮酒无度，吃完了喝完了，就或坐或躺，身体怎么能好呢。

动则生阳这句话后面还有一句话"静则生阴"。阴就是暗的东西，一瓶水把它放到暗处，常年没有阳光去照射它，它会发生什么变化呢？时间长了这瓶水会慢慢地生一些小虫出来，长一些青苔之类的东西，滋生一些微生物。

（3）善则生阳，就是积德行善，也能生阳气。道家有一篇重要的文献叫《太上感应篇》，里面对善的意义有三个方面阐述：一是语善，二是视善，三是行善。

语善，就是要求我们说一些正面的、积极的、鼓励人的话。古人云"良言一句三冬暖，恶语伤人六月寒"，就是告诫人们要语善。人如果经常处在阳性语言的环境中，他的阳气细胞就会十分活跃，同时得到升发和补充。

视善，就是让我们的眼睛不要总看着社会上那些阴暗面，要多看阳光的好的一面。现在节假日大家都会结成团队去游山玩水，就是为看到养眼的风景。年轻人闲下来就爱看帅哥美女的照片，为什么看呢？德国科学家做了一个实验，实验结果证明男孩看漂亮女孩，如果能每天坚持看上五分钟，可以延长十年的寿命；女孩看帅哥，也可以延长寿命，这就是视善。

行善，在日常生活中我们能看到很多行善的例子，如我们经常帮助别人，别人对我们说一声"谢谢"，这个时候我们的心是什么感觉呢？大家一定会感觉到暖暖的。这个暖暖的感觉，就是阳气细胞中德物质得到激发、补充的过程。在帮助别人的同时，我们得到了健康，所以帮助别人就是帮自己。

古人说"千夫所指，无疾而亡"。所以语善、视善、行善，从这三个方面来养生可以让我们的阳气细胞中德物质得到升发和补充。

宇宙间最强大的自然物质是什么？是道物质和德物质。今人对此理解远没有古人那么深刻、那么高远。今人评价一个人的品质及作风时，多用道德如何，局限于一般的行为规范上。其实，这只是道德二物质的极少一部分内涵。真正的道德物质内涵是十分庞大的，其力量是无穷的。

道是什么？道是宇宙的本原核心，天地人万物生生不息的动力源泉，是宇宙的结构模式和运行规律。

德是什么？德是道的外显，是道的载体和表现形态。

道是一种看不见摸不着的高能量物质，充满宇宙空间，养育滋润着天地人万物，大至宇宙星群，小至夸克，一切生命的生存与发展都是道德能量物质的巨大作用力。

德蓄聚的厚薄深浅，决定着万物道能的层次高低，规范着物性的特征、物体的轻重大小及其运化过程的长短。德就像人类万物生命分秒不能离开的阳光、空气和雨水一样，离开就是生命的终结。

一切生命物质，都是道德物质的充分体现。几千年来，一部五千余字的《道德经》能够流传至今，并赋予人类管理、建设社会的特殊力量，不由不让人感叹道德物质的力量。

我们聪慧的祖先充分认识到了宇宙间道德物质的重要性，通过反复的观察、摸索、实践、实证，将道德物质这种看不见摸不着的力量物质先尊称为"神"，并将"神"的概念具体化、可视化为人体的阳气，通过与人体内"心"的感知感受功能相结合，与人的"心"合而为一。宇宙间道德物质通过人的"心"的感受吸纳，在人体内化生出无数个阳气细胞，阳气细胞内充满道物质、德物质，并有人体内的阴性精微物质（阴精、血、津液）相伴，像一颗颗充满生命特征的种子一样，遍身开花结果，使人的生命绚丽芬芳、多彩多姿。古人为了将充满宇宙能量的道物质、德物质及人体阴性物质的阳气细胞展现给世人，使人悟道修德，按照缩小的生命种子模样画了一幅太极图，就是让人能够直观形象地知道人的生命现象来源于阳气细胞。

人体内的阳气细胞，通过心的主导调控，聚集成云片状如雾露般布散于人身内外上下，绵绵不断地释放出道物质、德物质的能量。道物质虽无形无象，但可以通过德物质表现出来。道物质是不可见的精微物质，德物质则是道物质的基础物质元素。德物质表现于外，是做人之本、立命之根。人通过德物质的品格而获得德物质的能量，德物质的品与质不可分离，德物质是生命健康发展的能量源泉。阳气细胞内的道物质与德物质相合在外可化为阳气，与心相合则表现为积极向上、温暖体贴、助人为乐、聪明机智、好学钻研等阳性的向上的正能量，拥有迷人的儒雅气质。不注重修心养性，不走正道，就会导致阳气细胞内道物质、德物质的缺失，必然损伤心主阳气的功能，而产生疾病和功能障碍。人类的健康从根本而言，都与阳气细胞内的道物质、德物质的多少含量有关，归根结底是与心主阳气功能损伤有关。当今人类，偏重物质，轻视阳气细胞内的道物质、德物质的含量，使道物质、德物质缺失，甚至否定心主阳气功能的存在，产生了很多心智性疾病及环境性疾病、社会性疾病，都是源于没有认识到阳气细胞内道物质、德物质的存在。人心正，循天道，尽人事，结善缘，才能与宇宙天地万物正气相融相应，天人合一。中医心学与阳气细胞学的建立，恐怕不只是医学道理可言，还有其积极的社会建设意义。

大医精诚，悬壶济世，都是阳气细胞内充满道物质、德物质与精湛的医术集于医者一身，出神入化，普度众生，这是阳气细胞内道物质、德物质与人的结合，才产生了苍生大医。天道地德，只有人类才可以从心接受，通过体验、感悟、行动，化为阳气的力量，使人类社会充满了创新改造力量，产生着对生命的感悟和呼唤。阳气细胞内道物质、德物质，与心主阳气功能同频同化同步的时候，就是力量最强的时候。宇宙天地间的道物质、德物质，借助心主阳气的功能，主宰着人身无形的精神系统和有形的生命系统。

中医的最高境界是什么？就是养心，就是养阳气。所谓下士养身、中士养气、上士养心是也。养心就是养阳气。法从心生，心净则身净，心胸豁达，神定气闲，情趣高洁，起居有常，自然百病消除。《黄帝内经》所谓"其知道者，法于阴阳，和于术数，食饮有节，起居有常，不妄劳作，故能形与神俱"是也。文中之"道"，即宇宙里的道物质；其后所述把宇宙间的阴阳、术数与人体间的起居、劳作、行为结合起来，即大地上的德物质。神即阳气，这句话的意思是说道物质、德物质通过心的感知感受接纳进入人体，产生了一个又一个阳气细胞，才能使人的形体、心、阳气合而为一，体现生命的力量。中医心学与阳气细胞学的道理就是这么简单，方法就是如此明了，这才是道物质、德物质、心、阳气的合化。

66. 阳气细胞内道物质、德物质的缺失，是导致疾病的主要原因

对于阳气致病，历史上有两个著名的医家非常鲜明地提出了自己的观点。第一个是金元四大家之一的朱丹溪，他提出了"阳常有余，阴常不足"理论。朱丹溪在《格致余论》序言中指出"人之一身，阴不足而阳有余"。他对人体阴阳状况的基本看法是，人体即使在正常生理状态下，也存在着"阳常有余，阴常不足"的情况，只是这种不平衡是轻微的，尚未超出生理范畴而已。这一看法是他在宋代理学宇宙观的启示下，根据"天人相应"之理，通过分析自然界天地、日月的阴阳变化中所存在的"阳常盈，阴常亏"的规律，进而引申于人，结合人的生理实际所得出的结论。他认为"人受天地之气生"，自然界的阴阳变化既然存在着阳多阴少的状况，人身的阴阳运动也不会例外。他在分析人的生长状态的生命过程中，从"男子十六岁而精通，女子十四岁而经行"这一生理现象悟出，人在出生之后"犹有待于乳哺水谷以养，阴气始成而可与阳气为配，以能成人，而为人之父母"，这说明人体阴气难以形成；又从"男子六十四岁而精绝，女子四十九岁而经断"的现象悟出"阴气之成，止供得三十年之视听言动，已先亏矣"，这说明人在成年之前和中年之后，生理上存在着阴不足、阳易亢的倾向。

至于人体进入老年，朱丹溪则指出"人生至六十、七十以后，精血俱耗，平居无事，已有热症"。说明这一时期是以阴血亏少、阴不足以配阳为特点。朱丹溪的"阳常有余，阴常不足"理论，使其成为滋阴派的

代表。

　　第二个是明代医家张景岳，他倡导"阳非有余，阴常不足"。其理论重点论述了元阴与元阳的实质关系，并进一步把元阴元阳归属于命门之水火，认为人之生气以阳为主，难得而易失者惟阳，既失而难复者亦惟阳也。其又认为阴不能没有阳，无气便不能载气，所以物生于阳而成于阴，故阴阳二气不能有所偏，不偏则气和而生，偏则气乘而死。阳为阴的主导，阴为阳的基础，生理上元阴元阳都是必要的，其创制了左归丸和右归丸等方药，善用阴中求阳、阳中求阴之法，从而成为温补学派的中坚。

　　两位大医家对"阴常不足"的看法是一致的，这里的"阴"指的是人体正常的阴精、血及津液，随着人体的生长发育衰老及运动消耗，各种阴性物质肯定是趋于衰减，这是规律。至于有些医者对"阴常有余"振振有词，列举许多理由，譬如饮食无节、膏粱厚味、乱吃补药、朝九晚五、工作压力大、熬夜、一有病就输液、普遍使用清热解毒中药，特别是冰箱、空调、手机、电视、电脑的普遍使用，使得阳气大伤、阴寒内盛等，认为是"阴常有余"。其实我们现代说的"阴"，是阴寒，是邪气，根本不能同朱丹溪、张景岳所说"阴常不足"画等号。朱、张两位大医家所说的"阴"，是人体必需的阴精、血、津液等阴性物质，是属于人体正气范围。此阴不是彼阴，这个概念必须搞清楚。

　　至于两位大医家对阳气的说法迥然不同，一说有余，一说不足，且理由十分充足。其实这是一个问题所表现的两个方面，因为中医是讲究平衡的医学，平的两头肯定是要么有余、要么不足，"损有余，补不足"是中医永远的治疗原则。从大的阴阳理论来说，朱、张两位大医学家的理论都是对阳气理论的补充和完善，临床只要注意辨证，均有实用价值。

　　但从阳气细胞角度看，阳气细胞内的主要成分"道物质、德物质"则常患不足。阳气细胞内的道物质来自自然性，道物质是规律，是天道。如果我们违背自然规律，不按照四时规律，天寒加衣、天热减衣，不按照昼夜规律作息起居，不按照饮食规律按时就餐或嗜食生冷油腻煎炸，不按照身体规律而贪欲嬉戏，不按照人生规律贪图享受，特别是当气候应至而未至，或至而太过，非其时有其气，那损害受伤的首先是阳气细胞内的道物质，轻则感受风寒，重则风湿缠身，甚则顽疾痼疾丛生。为什么有许多顽疾痼疾缠身的患者，如失眠、慢性肝病、高血压、糖尿病、痛风、心脑血管病甚至癌症患者，到风景秀丽的地方疗养，或者干脆回归自然，顺应自然，粗茶淡饭，反而身体慢慢地恢复了健康，这是因为顺应了规律，符合了天道，人体内阳气细胞的道物质充盈饱满的结果。

同样，与阳气细胞内道物质共同构成阳气主体成分的德物质，也是患少不患多的。阳气细胞内的德物质主要是人的身体感受自然之气、先天之气、后天之气，并由心所化生，德物质表现在外是人的精神意识及行为举止。所以人不注意修炼，为外界物欲、人欲所惑，最易出现情绪失控、气机不畅，甚至体内痰湿瘀堵、寒邪阻滞而致百病。德物质缺失出现的疾患最多，影响的脏腑最广，而且缠绵难愈，反复发作，临床上常见的如神经衰弱、肠胃不和、抑郁症、心悸怔忡、头晕耳鸣、腰酸背痛、胸闷胸痛，甚至风疹过敏、鼻炎、前列腺炎等各种疾患，可以说都是阳气细胞内德物质缺失的结果。我们在临床中发现很多"老病号"痛定思痛，定下心来将有限的精力处理好人际关系，多到公益机构参加公益活动，或是到寺庙里帮忙，经济条件好的患者去扶困解难、修桥辅路、送粮递水，再结合吃点中药，慢慢地许多人身体好了起来，精神状态也良好。所以说阳气细胞内的德物质宜充沛，方能使人体阳气充满生机。

67. 中医心学与阳气细胞

人体正常生命活动的外在表现是什么？是精力充沛、反应灵敏、四肢活动正常。中医将其高度概括归纳为"阳气"或"神"，而支撑人体生命活动的具体物质又是"血"。很有意思的是，阳气、神、血又都归属于心所主。所以心在中医理论体系中占有至高无上的地位，被尊为"君主之官"。心主血脉的功能，从古至今，包括现代医学，绝无异议。心主神明、心主阳气这两大功能，其实是一个问题，因为阳气的最高表现是神，神的一般表现是通过阳气表现出来的，阳气精则养神，神与阳气互通，民间常用"神气"表达。正因为心在人体中占主导位置，古代先贤们在给五脏定名时，只有"心"没有月字旁，其他四脏全都冠以"月"字为用。这说明只有心才会直接产生一种自燃而明的生理辉光，而其他带"月"字结构的所有组织器官，都只能像月亮那样，借助心主阳气的光辉发出浅浅的光明，他们本身并不具备自身产生光的能力。皓月当空虽亮，却须借助太阳的光明，这种心主阳气的功能，与自然奇观相并，难道是偶然的吗？以现代常见的癌症而论，癌症可发生于身体内任何一个组织器官，唯独没有心癌之说，这难道不是与心主阳气功能有关吗？

中医的心学不同于老庄孔孟诸子之说，特别是王阳明所创心学。中医所论的心学，与宗教所讲的创世界的心学是截然对立的。老庄孔孟诸子及宗教所讲的心学，是指物质世界之外主宰世界万物的有人格的精神实体。而中医所论的心学是人之形体所表现的功能，并非是超物质的，它的产生是有物质基础的。中医的心学虽然形成于科学技术极不发达的古代，当时尚没有现代意义上的解剖学、生理学、病理学及超微结构分子学，但中医学中有许多智慧的、不为现代科技所理解的超前理论创建。譬如20世纪80年代中期，人们发现心肌细胞内分泌一种具有强力的选择性的利尿、扩张血管等功能的生物活性物质——心钠素。心钠素这种物质直接参与大脑神经化学过程，也就是说，它参与人类的精神活动，而且这种物质只有人的心脏才产生。嗣后对心钠素的研究迅速发展，充分说明了心脏通过神经体液调节系统影响思维等高级神经活动，说明"心主神明，心为君主之官"是有其现代物质基础的。特别是最新研究表明，脑内可以检测出心钠素的特异性受体，证明心主神明是具体的、真实的、可见的，绝不是普通意义上的概括总结。至于心主阳气，虽然现代研究尚未见突破，但存在的永远是存在的，只是尚待进一步发现证明而已，我们不能因为看不见摸不着，就去否定它的存在。

心能支配和化生阳气。《老子》五十五章说："心使气曰强。"《孟子·公孙丑上》记载："夫志，气之帅也；气，体之充也。"说明心是气的统帅，能够鼓动阳气的运行。《春秋繁露·循天之道》谓："心，气之君也。"说明心通过对阳气的支配与化生来调控全身各脏腑组织器官的功能。心为阳中之太阳，以阳气为用，具有温煦和推动作用，能维持人体正常的血液循环，维持人的生命活动，使之生机不息，故喻之为人身之"日"。如《医学实在易》云："盖人与天地相合，天有日，人亦有日，君父之阳，日也。"中医把心的作用提高到太阳这个程度，可见心在人体中的地位之重要。心能够主导阳气，其物质基础在于人身之血，也是由心所主导的。血能够在脉道中运行不息，周流全身，如环无端，主要依赖心所主阳气的温煦与推动；而人的精神意识、行为举止等阳气活动，则有赖于血提供充分的营养。故《素问·八正神明论》说："血气者，人之神。"《灵枢·营卫生会》说："血者，神气也。"这就是说，心就像大脑指挥中枢一样，具有主阳气、主血脉的双重功能，调控、维持、推动、化生、营养人体生命的各种生理机能。百病皆生于阳气，阳气的功能异常意味着心的功能受损，阳气或虚，或盛，或滞，或陷，或郁，或遏，或逆，治疗除需补、泻、行、升、理、疏、通、降等办法外，还需调心。自古至今，人们最喜欢说的就是"安心""放心""宽心""定心"等与心有关的话语，说明凡病从心治，心病还需心药医等，其理论基础就是心主阳气，阳气一病，心疾即生，所以中医阳气理论体系的核心是心学。中医理论体系的特色就是以"心"为中心，以阳气为表现发展演变出来的。

　　心对外界事物的感知和在脏腑功能中的主导地位，特别是心自身就有主阳气、主血脉的特殊功能，使心像一个放大了的阳气细胞一样，环阴抱阳，冲气以为和。心这种特殊的功能就像人体内的一团生命之火，使人的生命充满生机与活力，焕发出耀眼的光芒。心安则身体康，心平则阳气静，人自然安康、气平无病矣。

68. 怎样去破解阳气细胞之谜?

哲学上有个著名的难题,那就是我是谁?我来自哪里?我来做什么?我要到哪里去?自有人类开始,这个问题就或多或少地困扰着我们,答案也是五花八门,难以统一。最近,有人试着从现代物理化学角度解释这一问题,认为我们人是偶然形成的分子团,在这分子里有外星球和太阳的各种元素和能量;我们人是一个能量的个体,然后这个个体要经过化学和物理反应,在一定的过程中灭失、散去这种能量,根据物质不灭定律,这个物质又变成新生的物质。

大家有没有发现上述这个回答,与古代中医描述的人即是一团阳气的说法极其相似,可以说就是人体阳气的现代描述。

两千多年前的《黄帝内经》就说:"夫人生于地,悬命于天;天地合气,命之曰人。"原来禀天地之气而生的人,其生命实质就是一团阳气。这个哲学难题,原来古圣贤早就替我们回答好了,只是我们没有很好地去领悟。

人体的阳气在外变化多端,表现不一,不易把握,但阳气是由众多阳气细胞聚集而成。因此,破解阳气实质,须先从破解阳气细胞之谜开始。阳气细胞之谜解开了,阳气的实质也就迎刃而解了。

阳气细胞生成之谜在哪里呢?《素问·六节藏象论》中说:"天食人以五气,地食人以五味。五气入鼻,藏于心肺,上使五色修明,音声能彰;五味入口,藏于肠胃,味有所藏,以养五气,气和而生,津液相成,神乃自生。"这段话明确回答了阳气细胞生成之谜。天供给人们的五气,绝对不是我们通常所说的臊、焦、香、腥、腐五气；地供给人们的五味，更不是一般所说的酸、苦、甘、辛、咸五味。这里的"五"字应作多或全方位解释。古人认为天圆地方，在天则是全方位全圆周的物质，即道物质让人们接受；在地则是东南西北中的万物，甜、酸、苦、辣、咸的生活，甘苦尽尝、艰辛备至的劳作，即德物质供给人们。简言之，就是天供给人们五气，地供给人们五味，与人体内五脏六腑之气相合，便产生了一个又一个的阳气细胞，形成了阳气，人体的生命便自然产生了。

人的阳气细胞生成过程，一刻也离不开天地的供给。宇宙空间的物质异常复杂，特别是暗物质暗能量对人体阳气细胞的生成到底起到什么作用，迄今仍是个谜。但是有一点不可否认，人体阳气细胞内绝对含有宇宙物质，古人敏锐地认识到了这一点，所以说"天食人以五气"。宇宙的形成有三个过程，不同的时期产生不同的元素。第一阶段是最初的大爆炸，氢产生于大爆炸后宇宙形成的最早时期；第二个阶段就是行星形成的时期，氧、氮、钙、磷酸盐等物质则产生于行星形成时期；第三个阶段就是星核形成的那段时期，锌、铜、铅、钴和钼就产生于星核形成的那个时期。也就是说宇宙三个阶段中产生的元素和人体的构造元素非常类似。原来人类和宇宙的关系是那么密切，让人感到无比神奇！所以我们经常说人是天之骄子，一点也不过分。虽然宇宙还有许多未知之处，但我们古圣贤对宇宙充满了仰慕和敬畏，认为人是天的产物，天降大任于斯人，人必须遵守天道，也就是宇宙规律，只有这样，才能源源不断地接受宇宙道物质的滋养，使人体的阳气细胞充盈饱满。

人的身体还有一个奇妙之处，那就是与大地自然界的关系。自然界目前发现了90多种元素，而人体内就发现了其中的60多种，其中有20多种含量恒定对人体健康十分重要，称为必需的化学元素。这是一个非常了不起的发现。我们常将大地比作母亲，说她哺育我们成长。古人充分认识到了这个关键点，所以说是"地食人以五味"。大地母亲给人的"五味"，不单单是一般的酸、苦、甘、辛、咸等有形物质，还让人去经历甜酸苦辣、喜忧参半、艰辛备尝的生活，才能使厚德载物的大地德物质源源不断地输送到人体，使人体的阳气细胞厚实坚强。

俗话说造化弄人，人就是天地合气的产物，天之骄子、大地宠儿、宇宙天地万物间的精灵。人体阳气细胞的奥妙、阳气细胞的谜，就是天地的奥妙、天地的谜。所以老子《道德经》中说"人法天，地法天，天法道，道法自然"，是有其具体物质出处的。

69. 宣通玄府阳气的神方——防风通圣散

"有病无病，防风通圣""一剂防风通圣散，上屋不喊下屋喊"，能够把一个小小药方说得有这么神奇的，除了张仲景《伤寒杂病论》中的经方，后世医家所创时方中，恐怕只有金元四大家之一的刘河间所创制的防风通圣散了。

这个方子神奇在哪里？细究这个方子里的十七味中药，都是些寻常普通之品，没有什么奇特昂贵珍品。我认为，防风通圣散神奇的地方，是这个方子里面的些许普通之药经过排列组合后合乎中医的道和路。这个道，就是阳气。这个路，就是玄府。防风通圣散是按照中医以阳气为通天大道、以宣通玄府阳气为路子来通治百病的。此方非为某种病而专设，而是专为解救困在玄府里的阳气而造，所以说它是通治百病的神方，真不为过。

（1）玄府是什么？

刘河间认为玄府即"玄微之府"。其所著《素问玄机原病式》说："玄府者，无物不有，人之藏府、皮毛、肌肉、筋膜、爪牙，至于世之万物，悉皆有之。"说明在任何有形物质中，都有幽微难见的孔道存在，这就是所谓玄府。而人身的玄府不只存在于皮肉、骨骼、脏腑之中，还存在于坚韧的爪牙、纤细的毛发中。河间的认识可谓独具只眼，一下子把那个年代粗犷的本能医学知识水平提高到了今天的显微医学水准，真所谓"得形之微者也"。对其评价，一个字——"神"。

（2）玄府是做什么的？

玄府是阳气挟阴性的精微营养物质流通的场所。正因为人体有形之皮肉、筋膜、骨骼、脏腑、毛发、爪牙有着数以亿计的幽微孔道，即玄府，阳气才能挟阴性之精微物质自由地出入升降于全身各个脏腑组织器官之间，相互传导，相互协调，相互联系，相互沟通，相互制约，相互交流，从而维持人体的整体健康生命活动。总之，用怎样的相互去形容，均不为过。

不只是这些，还有更重要的，那就是刘河间所说的，玄府还是"神机"的通利出入之处。神机是建立在阳气宣通的基础上的，故刘完素在《素问玄机原病式》中说"气血宣行，则其中神自清利，而应机能为用矣""人之眼耳鼻舌身意神识，能为用者，皆由升降出入之通利也"，足见人身玄府的阳气宣通是何等重要。

如果人体玄府闭塞，阳气不通，就可出现许多病症。如《素问玄机原病式》所说："人之眼耳鼻舌身意神识，能为用者，皆升降出入之通利也。有所闭塞者，不能为用也。若目无所见，耳无所闻，鼻不闻臭，舌不知味，筋痿骨痹，爪退齿腐，毛发堕落，皮肤不仁，肠胃不能渗泄者，悉由热气怫郁，玄府闭密，而致气液血脉、荣卫精神不能升降出入故也。"说明玄府闭塞，阳气不能出入升降，人体百病由生矣。

（3）防风通圣散专为宣通玄府阳气闭塞而设

防风通圣散出自刘河间《黄帝素问宣明论方》。药物组成：防风15g，麻黄15g，薄荷15g，连翘15g，桔梗30g，川芎15g，当归15g，白芍15g，荆芥15g，白术15g，栀子15g，大黄（酒蒸）15g，芒硝15g，黄芩30g，石膏30g，甘草60g，滑石90g。上药为末，每服6g，每日2次。可用生姜3片水煎送服。

本方配伍精妙，结构合理，药量偏小，多取其性而去其味，如大黄、芒硝通大便，栀子、滑石利小便，麻黄、防风、荆芥、薄荷开皮毛，连翘、桔梗利咽喉，黄芩、石膏通胃管，当归、白芍、川芎补阴性精微物质，白术、甘草和脏腑。诸药共用，人体通道全开，阳气长驱直入，把玄府闭塞之阴性精微物质中的病理废物从人身通道中排泄，大开玄府通利阳气之门，诸病焉有不愈哉！

至于防风通圣散的主治范围，刘河间在《黄帝素问宣明论方》中早有交代，作者写道："筋脉拘倦，肢体焦萎，头目昏眩，腰脊强痛，耳鸣鼻塞，口苦舌干，咽嗌不利，胸膈痞闷，咳呕喘满，涕唾稠黏，肠胃燥热结，便溺淋闭。或夜卧寝汗，咬牙睡语，筋惕惊悸。或肠胃怫郁结，水液不能浸润于周身，而但为小便多出者。或湿热内郁，而时有汗泄者。或因亡液而成燥淋闭者。或因肠胃燥郁，水液不能宣行于外，反以停湿而泄。或燥湿往来，而时结时泄者。或表之阳中正气与邪热相合，并入于里，阳极似阴而战，烦渴者。或虚气久不已者。或风热走注，疼痛麻痹者。或肾水真阴衰虚，心火邪热爆甚而僵仆。或卒中久不语，或一切暴瘖而不语，语不出声，而成风痫者。或洗头风，或破伤，或中风诸般搐，并小儿诸疳积热。或惊风积热，伤寒疫疠而能辨者。或热甚怫结而反出不快者，或热黑陷将死。或大人小儿风热疮疥，及久不愈者。或头生屑，遍身黑鳖，紫白斑驳。或面鼻生紫赤，风刺瘾疹，俗呼为肺风者。或成风疠，世传为大风疾者。或肠风痔漏，并解酒过热毒，兼解利诸邪所伤，及伤寒未发汗，头项身体疼痛者，并两感诸证。兼治产后血液损虚，以致阴气衰残，阳气郁甚，为诸热症，腹满涩痛，烦渴喘闷，谵妄惊狂。或热极生风而热燥郁，舌强口噤，筋惕肉瞤，一切风热燥证，郁而恶物不下，腹满撮痛而昏者。兼消除大小疮及恶毒。兼治堕马打扑，伤损疼痛。或因而热结，大小便涩滞不通，或腰腹急痛，腹满喘闷者。"

神方就是神方，能主治这么多病的方剂，后世无出其右者。

（4）防风通圣散的临床应用

我利用防风通圣散能宣通玄府阳气的作用，广泛应用于临床，对外感内伤病，特别是现代富贵病如肥胖、高血压、高血脂、高尿酸、高血糖等，以及青少年皮肤疾病，取得满意疗效。同时，对一些处于亚健康状态的患者，只要身体还壮实，交代其间断服用防风通圣散，均反映良好。此方对糖尿病的治疗具有积极意义，值得进一步深入研究。

70. 从半夏秫米汤治失眠，谈谈阳不入阴

自《黄帝内经》认为失眠是阳气独行于阳而不得入阴所致，并推出仅有的十方之一——半夏秫米汤专治失眠以来，失眠就是阳不入阴，阳不入阴就是失眠，阳不入阴似乎就是失眠的代名词了。其实失眠自古至今，就是一个常见的病症，为了引起人们对失眠的重视，现在还专门搞了个"世界睡眠日"。阳不入阴，是引起失眠的病理机制。中医是重视阴阳辨证的，中医认为人正常的时候，叫阴阳平衡；人死亡的时候，叫阴阳离决。说阳不入阴，那问题就严重了，因为阳不入阴，离阴阳离决只有一步之差了，这么严重的病理机制，还能不引起人们的重视吗？如果专门为解释为什么失眠，创造一个阳不入阴名词；专门为一个小小失眠，洋洋万言还嫌不能把摄生保健知识说清楚，而且从仅有的十个方剂中推出一个半夏秫米汤治疗，那不是多此一举吗？个中原因无它，只有一个答案，那就是失眠绝对不是仅仅失眠这样简单，它是很多复杂疾病的表象、预兆；阳不入阴，也不仅仅是为解释失眠而设，按照阴阳学说分析下去，它绝对是许多疑难疾病将要或已经发生发展的前期或中间病理机制。

（1）失眠会损害人体实质的五脏六腑

《灵枢·口问》说："阳气尽阴气盛，则目瞑。阴气尽而阳气盛，则寤矣。"是说入夜之后，阳气已进入阴分，所以能够安静地睡眠；到黎明时阴气将尽，而阳气渐盛，就会清醒了。这是古人解释正常状态下的睡眠情况。

《灵枢·邪客》说："厥气客于五脏六腑，则卫气独卫其外，行于阳，

不得入于阴。行于阳则阳气盛，阳气盛则阳跷陷，不得入于阴，阴虚，故目不瞑。"又，《灵枢·大惑论》中说："卫气不得入于阴，常留于阳。留于阳则阳气满，阳气满则阳跷盛，不得入于阴则阴气虚，故目不瞑矣。"说明阳不入阴是导致失眠的根本原因。

阳气在外独行，呈虚性亢奋状态，那将是一个什么样的场景。我们试着想想。其一定是会消耗自身的温煦、防御、濡养、固摄功能，按现在的话说，会出现免疫力下降、神经元细胞萎缩、记忆力下降，甚至全身营养障碍。其一定会导致心肝脾肺肾等五脏六腑功能运行失常，从现代医学角度说，就是会出现心脑血管病以及呼吸系统、泌尿系统、内分泌免疫系统等多系统的疾病。

在中医看来，阳气如火，那阴性物质就可以类比为锅里的水，阳气如果长期单独活动，如同火长时间燃烧，那锅里的水肯定都会被烧干的。水烧干了，锅里所有的东西就糊了，类比到人体，那人体实质的五脏六腑还不会出大问题吗？

有资料表明，随着生活节奏加快，工作压力增大，失眠已成为不少现代年轻人的通病，而对于大部分老年人来说，失眠同样是困扰他们的普遍问题。失眠虽然不是一种疾病，但很有可能是某些尚未显露出来和已经显出来的疾病如脑肿瘤、癫痫、老年性痴呆、心衰、心绞痛、高血压、慢性支气管炎、慢性肾功能衰竭、糖尿病、更年期综合征等的症状表现，因此，必须对失眠高度重视。

（2）阳不入阴，阴气内积，堪称可怕

阳化气，阴成形。阳不入阴，则亢奋活泼好动的阳气首先让人体表现出来的症状就是失眠，这是一种虚性的阳气躁动结果。问题是，安静稳定不动的阴性物质短时间不会出状况，可假以时日，日积月累，年复一年，则会出现严重的病理变化。

如果阳不入阴，阴性物质在气方面出现了问题，则会按照阳盛生热、阴盛生寒的规律，产生上热下寒证、外热里寒证。譬如失眠的患者，多会出现口腔溃疡、牙龈肿痛，这是上热下寒所致，单纯用寒凉药治疗，是没有效果的，如果用理中汤加黄连、黄芩则效果非常好。还有一种人，经常失眠，身体精瘦，不怕冷，平时精神状态也不错，也不容易感冒，但就是吃饭不行，消化能力差，不知道的人以为这是身体好的表现，其实这是典型的外热里寒证，这种阳不入阴的状态，短时间内不能解决，是会影响寿命的。

如果阳不入阴，阴性物质在形方面（即实质组织脏器方面）出了问题，按照阴成形的规律，就会出现积聚，这是非常可怕的。积聚就是肌瘤、结节、包块、肿瘤和癌。身体内部长东西了，这是阳不入阴的最终结果，很可能会走向阴阳分离。按照《金匮要略·五脏风寒积聚病篇》所说，六腑里生瘤，叫"聚"，现代还可能可以用手术割掉。五脏里生瘤，叫"积"，中医称为阴实，多为恶性。什么是阴实呢？阴实就是人体阴性的实质组织器官生出了类似石头一样的肿块，即癌症。阳不入阴的后果这么严重，而且人体为了报警，用失眠表现来提醒人们注意，难道不应该引起高度重视吗？

（3）再从用半夏、秫米治阳不入阴的失眠分析来看

我认为古人不用酸枣仁、柏子仁等这些安眠药，不是古人不知道，也不是古人不会用。更不是我们现代所解释的，什么半夏是六月夏天的一半生长（夏至之际），说什么夏至是一个从阳到阴、阳气入阴的关键点，所以半夏禀赋阳极生阴之气，是引阳入阴最好的药材。又说什么秫米是黄米，归于中土，能够起升降脾胃作用。如果这样解释药用价值，也可算合于情理，但与中医的道严重不合。试想，夏至时期，有这么多的自然植物成熟，难道就没有禀赋自然之气的吗？唯独半夏才有？所以说，离开中医的理论体系去解释，都是牵强附会，徒增笑柄。

真理永远都是最简单最直白的。半夏能够治疗阳不入阴的失眠，它的道理就是燥湿化痰。为什么呢？阳不入阴了，阴独居，则体内阴性的成分肯定是增多的，阴多则水湿痰都会增加，用半夏燥湿化痰，打扫下阳气后院的卫生，干干净净，让阳回来，再用秫米加强一下自身肠胃的功能，使阳气高高兴兴地进入阴地，阴阳相合，难道不是这个道理吗？

更关键的是"阴成形"。阴性的痰湿水气增加，是会被亢奋的阳气煎熬成块的，用半夏并不是其有直接的安眠功能，而是病发先机，先发制人，一则给阳气入阴创造条件；二则除隐患，避免阳不入阴产生严重后果。临床上，本着这一原则辨证使用半夏秫米汤治疗失眠，往往效果非常好。秫米在南方多用薏苡仁或莲子代替。如果根据失眠患者体质，加入几片生姜或几枚红枣，甚至桂圆，效果更佳。总以圆机活法、保护阳气为是。

71. 剖析肾气丸的药物组成，分析阳气结构的组成成分

出自《金匮要略》的肾气丸，是中医界公认的补阳剂，具有补肾助阳的功用，主治肾阳不足证。症见腰痛脚软，身半以下常有冷感，少腹拘急，小便不利或反多，入夜尤甚，阳痿早泄，舌淡而胖，脉虚弱，尺部沉细或沉弱而迟，以及痰饮、水肿、消渴、脚气、转胞等。

肾气丸既然是一个典型的补阳剂，那么组方用药严谨的经典方剂，一定是围绕着阳气不足这个主题而用好用足每一味药，才能取得补足阳气的良好效果。因此，剖析肾气丸的药物组成，就可以大致分析阳气结构的组成。我们知道，现代医学对人体生物细胞结构的了解十分透彻，认为构成人体生物细胞结构的主要成分是水，约占细胞成分的85%～95%，除此之外主要是蛋白质、少量的脂类、核酸及其他有机物与无机物。这种了解，对研究人体生命机能，特别是对人体病理诊断治疗大有帮助。同样，从中医角度分析了解人体阳气结构的组成，也显得十分重要。

肾气丸由干地黄八两，山药、山茱萸各四两，泽泻、牡丹皮、茯苓各三两，桂枝、附子（炮）各一两组成。

方中附子、桂枝直接补阳气，直奔阳气主体结构而来。

干地黄补肾中阴精，山茱萸补肝中阴精，山药补脾中阴精，三味中药合补肝脾肾三脏中的阴精，而且在方中占的药量最大，说明阳气结构中的组成成分中有阴精，而且阴精占的比例应该是较大，符合阳气具有濡养作用的说法。

牡丹皮入血分，说明阳气结构中组成成分应该包括血液。

茯苓、泽泻是针对人体津液部分而设，说明阳气结构成分中，津液是占有一定比例的。

以上从肾气丸药物组成来简单推理分析一下阳气结构中的组成成分，可以大致了解到，阳气结构的初步组成中，除有阳气的主体成分，尚有阴精、津液及血液等。这也符合阴阳一体、阳主阴从、阳挟阴行之中医说法。

在《东坡易传》中，苏轼说："天地一物也，阴阳一气也，或为象，或为形，所在之不同。故在云者，明其一也。象者，形之精华发于上者也。形者，象之体质留于下者也。人见其上下，直以为两矣，岂知其未尝不一邪？由是观之，世之所谓变化者，未尝不出于一而两于所在也。自两以往，有不可胜计者矣。""出于一而两于所在"这一关于事物发展变化的根本规律重要观点，可用在我们对阳气结构组成成分分析上。原来阳气成分构成中，本身就是与阴精津液血液一体化的，所以人为地割裂阴阳，是不符合中医之道的。阴中有阳，阳中有阴，阴阳同气，才符合"道生一，一生二，二生三，三生万物"之天地人阴阳相合之道。

72. 大补天癸的龟龄集

自《素问·上古天真论》中出现"天癸"一词，历代医家都知道天癸重要，但真正具体到用天癸理论指导临床诊断用药上，尚未见这方面系统论述者。

其实，自《黄帝内经》时代我们的古代医家已经认识到天癸是人体不可缺少的、具有特殊性的物质。这可以从古人对天癸的记述中发现。天癸在人体中有两大作用。

一是性。"女子七岁肾气盛""二七而天癸至，任脉通，太冲脉盛，月事以时下，故有子"；"丈夫八岁肾气实""二八肾气盛，天癸至，精气溢泻，阴阳和，故能有子"。将天癸物质在人体中的出现，划分出了男性、女性，决定着人体的生长发育和生殖发育。

二是命。天癸与人体衰老死亡有直接关系。天癸物质充盈，人就骨壮肉丰，精力充沛。天癸物质不足，人就会逐渐衰老，寿命缩短。故经云女子七七"天癸竭""形坏而无子"，丈夫八八"天癸竭""形体皆极"。

人一生中最重要的两件事——性与命都与天癸息息相关，可见天癸在人体中的重要作用和重要地位。因此，寻找补益天癸药物，成了人们对身体健康、快乐生活、长生不老的孜孜追求。天癸属于人体阳气中的至真至纯物质，只能补，不能泻。天癸的特性，决定了天癸物质本身出问题，只会出现虚证，不会出现实证。因此，补益天癸的药物，必须在不影响五脏六腑功能的基础上，符合以下两种要求。

一是有提高人体的生殖性机能作用。

二是能够强身健体，延缓衰老作用。

自古至今，探讨研究益寿延年的仁人志士确实不少，公之于众的药物及方法众多，真正符合以上两方面要求的，且没有副作用的，并且经得起岁月考验的，当属明代嘉靖年间的方子——龟龄集。该方可谓是中医药中的丹药，能够大补天癸。

明代嘉靖皇帝为了长寿，广征秘方，龙虎山上清宫达官院正一派道士邵元节，献上亲制龟龄集以奉皇帝。龟龄集在鼎盛时期曾获历史上最长寿的皇帝乾隆的大力赞扬。之后广为流传，因其能够提高人体的生殖性机能，延缓衰老而美誉天下。

龟龄集处方组成如下：

鹿茸一斤九两（去毛），人参一斤四两（去芦），熟地六两，制山甲八两（用苏合油二两制），生地八两，石燕十两（用鲜姜一两制），苁蓉九两（酒蒸），家雀脑一百个，地骨皮四两（用蜜一两制），杜仲炭二两（盐炒），甘草二两（用蜜二钱制），天冬四两（用黄酒一两制），枸杞子三两（用蜜一两制），川牛膝四两（用黄酒三两制），大蜻蜓二两（去足翅），大青盐八两（清炒），淫羊藿二两（用牛乳一两制），蚕蛾九钱（去足翅），补骨脂三两（用黄酒二两制），砂仁四两，锁阳三两（用黄酒二两制），硫黄三钱，菟丝子三两（用黄酒二两制），急性子二两五钱（小煮），细辛一两五钱（用醋一两五钱制），公丁香二两五钱（用川椒二钱炒，去川椒），生黑附子一斤二两（用清水煮一次，用醋一斤二两煮一次，用蜜三两制）。用方内家雀脑、硫黄两味装入猪大肠内，水煮之，煮至硫黄和家雀脑溶合在一起时倒出，去猪大肠，晒干，再和以上药轧成粗面，装入银桶内蒸之，蒸至32小时，将粗面倒出，再将朱砂面二两五钱和药面和匀，再装入银桶内，继续蒸32小时，倒出晾干，装瓶，每瓶装一钱。每瓶分十次服，白开水送下。

龟龄集的版本很多，这个版本出自1962年人民卫生出版社出版的《全国中药成药处方集》。

73. 恢复肝肺圆圈功能的好方——血府逐瘀汤

人体内阳气的运行，左升右降，上下贯通，并行不悖，循环往复，周流复始，生生不息，有效地维护着生命各系统之间的相互协调、相互联系、相互促进、相互制约。这里面有一个起着重大协调、维护、管控作用的系统，就是肝肺圆圈组合。如果肝肺圆圈功能失职，那么体内阳气的运行就会紊乱，阳气运行道路上，一系列的滞、遏、陷、塞、瘀、逆、结等病机将会产生，出现许多困扰人体健康的症状。

恢复肝肺圆圈阳气运行秩序是一个系统工程，单纯地疏通阳气，不考虑到随阳气一起运行的阴性物质，如阴精、血液、津液等，则会偏颇，出现变证；单纯地宣降肺气或单纯地疏调肝气，则会失周，出现新的失控。因此，对肝肺圆圈阳气运行秩序紊乱所致病证，必须肝肺同调，阴阳并治，方能切中病机。王清任《医林改错》所创血府逐瘀汤，方由牛膝、川芎、桔梗、甘草、柴胡、赤芍、枳壳、红花、桃仁、生地黄、当归等药组成，方中桔梗、牛膝宣降肺气，柴胡、枳壳疏调肝气，桃仁、当归、赤芍、红花、川芎、生地黄负责清理随阳气一起运行的阴性物质中产生的"病理废料"（即活血化瘀，清除肝肺圆圈阳气运行道路上的障碍），甘草调和诸药，共同维护肝肺圆圈阳气运行功能。所以说，血府逐瘀汤是一个恢复肝肺圆圈阳气运行功能的好方子。

王清任是清朝的武举人，他在《医林改错》中创制了五首逐瘀汤，分别是血府逐瘀汤、身痛逐瘀汤、膈下逐瘀汤、少腹逐瘀汤、通窍活血汤，其中他最得意的是血府逐瘀汤，认为只要掌握了这些，世间疾病的治疗，就有七八成的把握。这话说得虽然比较夸张，但是在临床上，血府逐瘀汤的使用确实比较广泛，而且疗效满意。王清任虽然是从血瘀立论，但究其方治病原理，却是从恢复肝肺圆圈阳气运行秩序入手的。血府逐瘀汤能够广泛运用于临床，得益于其能恢复肝肺圆圈阳气运行的秩序。

在《医林改错》一书中，血府逐瘀汤可以治疗"头痛、胸痛、胸不任物、胸任重物、天亮出汗、食自胸右下、心里热（名曰灯笼病）、瞀闷、急躁、夜睡梦多、呃逆、饮水即呛、不眠、小儿夜啼、心跳心忙、夜不安、俗言肝气病、干呕、晚发一阵热"等十九种病症，其实在临床上远远不止这些，只要是由肝肺圆圈阳气运行障碍引起的顽固性皮肤病、冠心病、胸部外伤、肺心病、肋间神经痛、乳腺增生、神经性头痛、脑动脉硬化性头痛、女子不孕、痛经、顽固性失眠、抑郁症、脉管炎、中风等，均可应用。

74. 六腑阳气以通为顺，大黄通六腑阳气厥功至伟

六腑，即胆、胃、大肠、小肠、膀胱、三焦的总称。六腑的形态多为中空，不像五脏都是实质结构，其共同生理功能是受纳和腐熟水谷、传化精微、排泄糟粕。故《灵枢·肠胃》有"六腑传谷"之说。《素问·五脏别论》也是以"府库"之意来说明六腑传化水谷的共同生理特点，指出"六腑者，传化物而不藏，故实而不能满也。所以然者，水谷入口，则胃实而肠虚，食下则肠实而胃虚"。即六腑能传化饮食水谷，使水谷之精华转输入五脏，将糟粕排泄出体外，使之不能久留体内，故称之为"实而不满""传化物而不藏"。六腑受纳水谷，腐熟转输精微，排泄糟粕，都是以阳气为动力的。六腑阳气推动力强，则能加速水谷的腐熟及精微物质的转输，濡养五脏及四肢百骸，并按时排泄糟粕，从而使六腑通道时刻保持畅通，故六腑阳气以通为顺。

六腑的生理特点决定了其性属阳，其功能以动为主，故六腑全靠阳气主事。如胃腐熟水谷、降浊，胆的疏泄胆汁以助消化，小肠的泌别清浊，三焦的通调水道，膀胱的气化及排泄尿液，大肠的传导等，都必须在阳气充沛的情况下，方得以正常进行。若六腑阳气壅遏，功能减退，通道不畅，则会导致饮食停滞，糟粕不泄，而见腹胀疼痛、大小便闭塞、水肿等症。如食积胃脘，则脘腹胀痛，纳呆不饥，恶心呕吐；如胆汁瘀阻，则面目皮肤发黄，胁肋疼痛，呕恶胆水；如大肠传导不利，则会出现腹胀腹痛、大便秘结等；如小肠泌别清浊失职，则小便短赤或泄泻下利；如膀胱

气化不利，则小便癃闭或尿频尿急、尿不尽；如三焦阳气阻滞，则见水肿胀满等。总之，六腑功能以阳气为要务，以通畅为顺。

大黄，《神农本草经》谓"主下瘀血，血闭，寒热，破癥瘕积聚，留饮宿食，荡涤肠胃，推陈致新，通利水谷，调中化食，安和五脏"。反复品读这37个字，可谓字字珠玑，精准确实。大黄推荡陈腐、通利六腑阳气之力，无愧药中"将军"之美称。张仲景在《伤寒杂病论》中选用大黄荡涤宿积，通利六腑，畅达阳气，已为我们率先做了垂范。如三承气汤主用大黄畅通阳明胃腑阳气，攻城拔寨，所向披靡；大柴胡汤重用大黄畅通胆腑阳气，推墙倒壁，天下无双；桃核承气汤必用大黄，畅通膀胱阳气，破蓄扫积，一马当先；大黄牡丹汤定用大黄，畅通肠道阳气，推陈出新，当仁不让；大黄甘遂汤、己椒苈黄丸活用大黄，畅通三焦阳气，荡涤顽饮，唯我独尊。历代医家亦皆赞大黄通利六腑阳气之功，如治瘟疫病之升降散、除热病之黄龙汤，特别是现代用大黄治疗急腹症等，更有在保和丸治疗食积化热，阳气不通时，加大黄一味以推动六腑阳气，使积化热退者。种种用大黄的经验，都说明了大黄具有非凡的推陈出新、畅通六腑阳气的作用。

六腑阳气以通为顺，以通为补，以通为用。特别是大黄能够顺应六腑阳气特性，推陈致新，保证了六腑阳气的顺利通行。近代有医学家专门研究了大黄这一特性，认为大黄并不是一味简单的攻下通便药，还有补的作用，而且有益寿延年的功能。我认为暴饮暴食，饮食不知节制，膏粱厚味，导致了六腑排泄功能负担过重，宿便宿食积聚，阳气不通，体内郁阳化热，壅遏阻塞，使得人体阳气过度耗伤，出现早衰，诱发胆结石、痔疮、抑郁、便血、糖尿病、痛风、脱肛、结肠炎、胃溃疡，甚至肠癌等疾病，严重危害了人们的身心健康。这个时候，要想健康长寿，就不应用人参滋补，只宜用大黄通利六腑阳气，以通为补。20世纪江西省吉安市有个老中医肖俊逸，人称"肖大黄"。肖老一生用大黄治病，活人无数。特别是肖老自己还服用大黄以健身强体，亦至高寿，真是奇迹。

75. 五脏以守为补，附子护五脏阳气周全

五脏，即心、肝、脾、肺、肾的总称。脏又指藏，是指胸腹腔内之组织充实致密，并能贮存、分泌或制造精气的脏器。《素问·五脏别论》："所谓五脏者，藏精气而不泻也，故满而不能实。"《灵枢·本脏》："五脏者，所以藏精神血气魂魄者也。"五脏是人体生命活动的中心，精神意识活动分属于五脏，加上六腑的配合，把人体表里的组织器官联系起来，构成一个统一的整体。五脏的生理特点是"满而不实"。唐代王冰曾说："精气为满，水谷为实。五脏但藏精气，故满而不实；六腑则不藏精，但受水谷，故实而不能满也。"说明五脏是藏精气的地方。精气是人体内极细微的物质，以流动、布散、活泼为特点，五脏作为人体内最大的贮藏和制造精气的器官，五脏的精气宜保持充满。

如果将人体的五脏系统形象化，我们可以将人的生命比作一棵参天大树，五脏就是树根，树干、树枝、树叶则是人体的肢体经脉、目舌口鼻耳等组织结构，五脏像树根一样，吸收土地中的水及营养物质，源源不断地供给整棵大树，以满足整棵大树的生长化收藏生命活动。五脏是藏于人体最内部的位置，其性属阴，五脏所藏的精气物质也属阴，五脏在人体内的一系列功能活动则属阳，其关系犹如《素问·阴阳应象大论》所说，"阴在内，阳之守也；阳在外，阴之使也"。在内的五脏精气，是需要阳气为之固密，才不至于失守流失。所以人体五脏生病，多属阳气不固，精气失守，失守之精气流失或转化为阴寒之气而祸乱身体。如急慢性肾病、肝炎、肝硬化、糖尿病、老慢支、心脏病，特别是肺结节、肌瘤、癌症等，

都是体内五脏藏精气功能失守，阳气功能失职，致精气转化为阴寒邪气，积聚日久，反过来又消耗阳气，最终阴寒之气结而成形，诸病作矣。所以保护五脏，必须保护五脏所制造的并藏在器官里的精气，只有这样，五脏精气才能源源不断地供应人体各组织结构的需求，满足人体生命活动的需要。而能使五脏内守之精气不流失并转化输运到人体各组织器官，起着濡养全身作用的，只能是阳气，只有阳密才能固守、推动，故五脏以守为补。这个阳气，我们又叫五脏阳气。能够顾护五脏阳气周全的，中药以附子最为理想。

附子这味药可不简单，它是火神派喜欢用的第一扶阳要药，因为附子的妙用无穷，人们称它是中药"小太阳"。其实，把附子比作天上的太阳十分合适。人体实质上就是一团阳气，阳气是人体生命活动的实质，自然界万物生长更是离不开太阳，只有太阳才有着强大的热量和光明，输运到全世界的各个地方。附子正是如此，可以把阳气的热量和光明传导至人体全身各处，是顾护五脏阳气周全的必用要药。

附子辛温助阳，其独特温热之性，使之具有温五脏、扶阳气、散阴寒、除湿浊、止疼痛的作用。张仲景《伤寒杂病论》中最喜用附子护五脏阳气周全，如其用桂枝去芍药加麻黄细辛附子汤护心阳，桂枝加附子汤护肝阳，理中丸于汤中加附子护脾阳，四逆汤、真武汤、附子汤护肾阳，可以说将附子护五脏阳气周全的功能发挥到了极致。

附子始载于《神农本草经》，因附于乌头（母根）而生长，故名附子。也有传说是在金光洞修炼的太乙真人，发现山里有一种野苗，根底长了一个圆果子，可以加工成一种乌黑发亮的片子，遂命名为乌药，吃了可以防寒。后来太乙真人收哪吒作徒弟，师徒二人进一步将乌药加工，效力更强。人们误以为太乙真人和哪吒是两父子，便把这种新药叫作"父子药"。后来才知道他们是师徒俩，于是就把"父"字改为"附"字，称它为"附子"。附子既是毒药，也是治病良药。医者必须熟练掌握如何减轻附子的毒性，才能在临床使用时扬其长而避其短。附子一药经过炮制后，一般都须交代患者先煮半小时或一小时，方可有效减去其毒性。附子常和干姜、甘草配伍，一是可以减轻附子的毒性，二是可以增强附子的护五脏阳气周全的效果。附子的临床运用极其广泛，据我个人的临床经验，附子还是一味很好的中药增效剂，可称得上中药中的"激素"，只要患者没有明显的阳热表现，内外寒湿及虚证，治疗都可加入附子，可以大大缩短疗程，提高治疗效果。个中原因，就在于附子能护五脏阳气周全，调动了阳气的主观能动性，增强了人体抗病御病能力。

76. 残阳如血，人参如虹

残阳，指夕阳。残，又有剩余、将尽的意思。残阳如血，是指快要落山的太阳好像鲜血一样染红了天空。一般形容凄凉或悲惨的意境。用在医学上，类比人年老体衰时，或重病久病时，阳气功能大减，或阳气功能大伤，其所剩阳气犹如残阳，勉力维持或支撑着人体的各种生命活动，绽放着像红色鲜血般的光芒。

正由于残阳的特殊性，历代文人雅客倾尽笔墨讴歌它的精神。如毛泽东于1935年创作的一首词《忆秦娥·娄山关》："西风烈，长空雁叫霜晨月。霜晨月，马蹄声碎，喇叭声咽。雄关漫道真如铁，而今迈步从头越。从头越，苍山如海，残阳如血。"此词上阕写景，下阕抒情，从内到外勾勒出一幅雄浑壮阔的冬夜行军图，描画了红军长征中征战娄山关的紧张激烈场景，表现了作者面对失利和困难从容不迫的气度和博大胸怀。和平时期，我们在临床上面对人体衰老，特别是直面许多饱受疾病折磨的急危重症患者，更要有这么一种挽大厦于将倾的胸怀和责任，去勇敢救助他们的生命。这时候患者身体内的阳气犹如一缕残阳，寄希望于医生开出神丹妙药，来挽救阳气的衰亡。

面对患者体内的残阳，最直接、最有效的办法就是单刀直入，大补阳气，使残阳逐渐恢复到太阳、壮阳、阳明水平。中医谓"有阳则生，无阳则死""有一丝阳气，便有一线生机"。

残阳的病理机制，根本上就是一个人体五脏六腑的阳气功能衰退，离阳气功能衰竭只有一步之差的距离。如果措施得当，选方用药精准有力，阳气功能就能逐渐恢复；否则，其后果是阳气衰竭，直至阴阳离决。面对如此残阳局面，要求医家如古风歌曲《江湖策马》中所唱："英雄当江湖策马，醉梦看花，任驰骋天涯，若挥剑如虹，何惧恩怨厮杀，心中有正气，我自为侠。"医家这时候的挥剑如虹，就是人参一味。

人参一药，《神农本草经》中早有记载，是公认的大补阳气之药。在历代众多本草书中，能够称得上大补阳气的，应该只有人参了。《神农本草经》说人参"主补五脏，安精神，定魂魄，止惊悸，除邪气"。人参自古就被认为是滋补上品，民间传说它能"吊气续命"，素有"补气之王""千草之灵""百草之王"等美称，更有赞誉人参"形状如人，功参天地"。所以用人参挽救残阳，真乃天设。在历代医书如孙思邈《千金翼方》、张景岳《景岳全书》及陈修园《时方歌括》等书中，载有独参汤，仅以一味人参担当，起到了力挽残阳、起死回生之奇效。

残阳如血，唯人参如虹。

77. 肉桂能使少火生气化血糖

相关资料显示，中国糖尿病患者人数已达 1.14 亿，位居世界第一。中国早已超越印度成为名副其实的糖尿病第一大国。一场规模空前的"甜蜜危机"正向我们袭来。糖尿病带给我们的并不单单是一个血糖指标高低的问题，关键是后面一个接一个的并发症出现，才是最可怕的。如出现视网膜病变，有失明的危险；导致糖尿病肾病，最终因尿毒症而死亡；并发糖尿病足，需要截肢，终身残疾；发生糖尿病性神经病变，表现为四肢末端感觉异常，痛苦万分。糖尿病对人体的危害仅次于癌症。

近代中医将糖尿病等同于消渴病。古代生活水平低下，真正的糖尿病并不多见，虽然《黄帝内经》《伤寒杂病论》中有所记载，但并不系统，说明古人治疗糖尿病的经验并不丰富。真正兴起对糖尿病的研究治疗，是近二十年的事。中医的研究思路大多从阴虚内热入手，诸如益胃汤、沙参麦冬汤，甚至石斛、葛根、生地黄等大行其道。也有按照西医降血糖思路，苦思冥想在中药中挖掘降血糖特效药者，结果是糖尿病患者越治越多，并发症越来越多见，中西医治疗起来都感到棘手，中医、西医对其均感头痛。

糖尿病患者的血糖高，中医过去没有这方面的认识，也缺少仪器设备去做检测，所以跟着西医的思路去考虑降血糖，本身并没有错。错的地方是中西医本来就不是一个体系，虽然面对的是同一个病，就像户外登山一样，中医是从南坡登山，西医是从北坡登山，虽然登的都是同一座山，但走的路却不一样。两条登山路，各有各的特殊情况，非要彼此照搬的话，一定会出现种种问题。所以中医治疗糖尿病，还须符合自己的理论体系，方能找出一个好的治疗方案。

西医认为糖作为人体的基础性营养是无可替代的，按照物质不灭定律，即使血糖降下来了，但多余的血糖根本没有消失，只会囤积在人体的脚部或其他地方，就好像糖在水杯里没溶化，沉积在杯底一样。如果我们只一味地按照这个思路去降血糖的话，即使血糖降至正常值，但血糖升高的根本原因没有解决，结果还是后患无穷。那么这就需要我们用中医思路从生理病理上考虑问题。

首先血糖这一物质，用中医的观点去看，是指人体内的阴性精微物质，其性寒。血糖进入人体，同样需要脾胃阳气的转输，肺脏阳气的宣降，肝脏阳气的疏泄，心脏阳气的主持，肾脏阳气的气化，三焦阳气的通达，敷布全身各组织结构以起濡养作用。如果任何一脏阳气功能减退，特别是肺脾肾三脏阳气功能衰退，作为阴寒物质的血糖必然运行停滞，日久转化为阴寒之邪，那就十分麻烦了。临床上糖尿病患者几乎都有阳痿的表现，这就是阳气虚、阴寒盛的结果。特别是糖尿病患者出现失明并发症，这是肝经阳气被阴寒之邪阻塞的结果。糖尿病合并肾病，出现了尿毒症，这是肾阳大衰，阴寒之邪又转为浊阴毒邪的结果；血糖沉积在人体足部，阴寒之邪阻遏阳气，阳不通达，足部皮肤失去温煦，则出现溃烂疡疮，经久不愈，非大剂温阳不可；如果血糖这一阴寒之物失阳气之气化，转化为阴寒之邪，阻塞在心脑，则病情急重矣。《黄帝内经》曰："阳化气，阴成形。"不管糖尿病早期表现出严重的口渴、舌干等热象症状，只要临床上通过化验诊断为糖尿病，这个时候就要发挥中医辨证与西医辨病相结合的优势，首先要考虑人体内"阳化气"功能出了问题，必须从增强阳化气功能入手，方能止住血糖这一阴性带寒的精微物质转化为阴寒之邪的步伐。只有切断这一恶性循环，才能避免糖尿病并发症的发生。

按照这一思路，近十几年来，我采用肉桂一味辨证加入中药方中，治疗糖尿病，可以说是屡试屡效，屡战屡胜，极大地解决了糖尿病患者之苦。肉桂是大辛大热味厚纯阳之品，具有大补阳气之功，其入五脏助阳气，通血脉促运行，温脾胃利吸收，非他药可替。肉桂能治糖尿病，就在于肉桂这纯阳之品有助少火生气的功效，少火旺，阳气足，则可将血糖这一阴性精微物质气化，被人体各个组织器官吸收，起到强身健体的作用。

笔者根据用肉桂助少火生气以化血糖的经验认为，古人虽然没有对糖尿病系统的认识，但古人建立的中医理论体系绝对是有效的、合理的。授之以渔，而非鱼。古人教授给我们中医理论体系这个"渔"，就是要求我们去掌握人体生理病理这个密码，才能破解许多未知之谜。

78. 僵蚕、蝉衣轻解阳气怫郁

"阳气怫郁"一词，首见于《伤寒论》第48条："二阳并病，太阳初得病时，发其汗，汗先出不彻，因转属阳明，续自微汗出，不恶寒。若太阳病证不罢者，不可下，下之为逆，如此可小发汗。设面色缘缘正赤者，阳气怫郁在表，当解之，熏之。若发汗不彻，不足言，阳气怫郁不得越，当汗不汗，其人躁烦，不知痛处，乍在腹中，乍在四肢，按之不可得，其人短气但坐，以汗出不彻故也，更发汗则愈。何以知汗出不彻？以脉涩故知也。"该条文系统地阐述了太阳表证转化阳明里证的中间过程的病理机制，指出"阳气怫郁"是病情恶化的主要病机。

阳气在体表第一层皮毛部位被外感风寒邪气困遏，正邪激烈纷争，阳气怫郁，生理性的阳气被消耗，转化为病理性的郁阳，郁遏的阳气转化为热邪，进入体表第二层肌腠的病理变化过程。该条文最后一句"以脉涩故知也"，点出了郁阳化热的关键所在。对这个病情传变的典型案例，张仲景提出了许多治疗方法，譬如见于《伤寒论》后面许多条文的大青龙汤证、小青龙加石膏汤证、麻黄杏仁石膏甘草汤证，以及出现体表第一层、第二层俱热的白虎汤证，甚至转化体表第三层的小柴胡汤证，或者向脏腑深层转化的四逆散证、乌梅丸汤证、四逆汤证、理中汤证、麻黄升麻汤证等等，举不胜举。之所以说这么多，其意还是要求临床医生紧紧地扣住"阳气怫郁"这个关键病机。阳气怫郁这种病理状态解与不解，是决定病情向愈或恶化的关键所在。

阳气怫郁这个病理状态，后世医家多从"郁"字解，以为是滞而不通之意。其实大家都没有理解前面的那个"怫"字。这个怫通佛、仿佛、像的意思,是即将或者像的意思。阳气怫郁,是说人体阳气像一个东西掉进管道里滞而不通被困住,如果不采取积极的治疗措施,阳气就会出现滞而不通,出现变证。所以,阳气怫郁,一方面说明这种病理机制在人体的体表第一层,病位轻浅;另一方面说明阳气还没有向郁阳转化,这时候的阳气还是属于人体正气,一旦转化为郁阳,则变为邪气,就像两军交战,一方被俘虏并加入对方的阵营了。

阳气怫郁这个病理状态,临床上最常见。民间有个老百姓都接受的词,叫"上火"。一大早醒来,眼屎多,嘴巴是苦的、干的,大便排出紧涩,也有吃点油炸的东西,马上咽喉有痛,甚至有点心里烦烦的,晚上睡觉不安稳,也有觉得身上燥热,脸上红红的,有发热感等等。只要出现一系列的热、干、痛、肿等感觉的症状,民间不了解这些症状对应的不同病因,于是就干脆用一个很通俗的名字统称为"上火"。

无论西医还是中医,都没有"上火"这种病。"上火"并不等同于中医所说的热证,但却确实在临床中大量存在。在中国传统家庭里,大家都有这方面的治疗经验,并沿袭成俗,那就是喝凉茶、泡金银花、菊花茶,甚至买点板蓝根、夏桑菊冲剂服用。

其实,"上火"的病理状态就是阳气怫郁。"上火"出现的这些症状,无法归属于哪一种疾病,但却是许多疾病的早期萌芽状态,如不及时处理,就有可能引发或转化为许多急慢性疾病。鉴于这种情况,张仲景《伤寒论》中提出"阳气怫郁"这个病机概念,指出阳气滞而不通,如不及时处置,很可能带来严重后果。其实"上火"这一病理状态演变下去,则会火上加火,那就是火性炎炎,西医叫炎症。火性炎炎变成热证,即使治愈,也会给人体阳气带来打击,使阳气的功能慢慢减退,久而久之,反复发作,阳气的运行功能减弱,其推动阴性之水津、血、精等精微物质之力减弱,就会留滞,形成痰湿或瘀血等病理产物。痰或瘀这些病理产物不去,留滞日久,形成有形肿块、积聚,那就有可能演变为肿瘤。肿瘤,即是痰瘀包块先积聚,后留滞体内成瘤的。肿瘤这一关没处理好,日久则会演变成癌症。由上火到炎症,由炎症到痰瘀,由痰瘀到肿瘤,由肿瘤到癌症，这中间步步都是阳气怫郁所引发的。阳化气，阴成形，整个病理过程都牵涉阳气。于此可知，阳气在体内的作用是何等重要。因此，及时处理好阳气怫郁这个病理状态，就是为医者的当务之急。

处理阳气怫郁引起的"上火"症状，单纯地用凉性中药止损，可能会暂时取效，如忽略阳气怫郁这一环节，不去及时解之（注意，这个"解之"是仲景先师提出的最佳治疗方案），那么等待我们的后果就是阳气郁滞，"上火"就会反复无常地发作。如在凉性的中药中加上僵蚕、蝉蜕（蝉衣）两味，轻解阳气怫郁，则效果非凡。考僵蚕禀桑叶之清化之气，干而不腐，气味俱薄，轻浮而升，最合阳气轻清之性；蝉蜕无气味，性微凉，质轻升散，善走体表皮毛肌腠两层阳气，两药合用，阳气怫郁焉有不解之理。故仲景先师教我等"解之"，可谓要言不虚。

79. 善补阳气细胞的熟地黄

每一个阳气单个个体单位，我还是姑且叫"阳气细胞"，这样好像更便于理解和掌握。每一个阳气单个个体单位内的结构成分组成，也就是阳气细胞的结构成分组成，主要由阳气的主体成分如阴精、津液、血液等构成。阳气细胞内的阳气主体成分是主动的、运行的；阳气细胞内阴性部分则是主静的，给同一个阳气细胞内的阳气主体成分提供足够的物质，供其消耗。所以补充阳气细胞的方法有二：一是补充阳气细胞内的阳气主体成分；二是补充阳气细胞内的阴性成分，如阴精、津液、血液等。《景岳全书》有一句名言："善补阳者，必于阴中求阳，则阳得阴助而生化无穷；善补阴者，必于阳中求阴，则阴得阳升而泉源不竭。"这句话，如果用于如何补阳气细胞的方法上，那将是一个多么容易让人理解、让人接受的事呀。阳气即是道。阳气细胞内的结构组成成分含有阴阳两部分的物质，古人早给我们画出了单个阳气细胞的模型图，那就是单个阳气细胞内阴阳相抱的环形太极图。阳气细胞分下去，可以十百千万等无限大，就像现代人将原子细分为质子、中子、电子等一样；我们祖先还是很聪明的，知道这样分下去，将会无穷无尽，徒耗光阴，赶紧用一句"其要一也"，回到了阴阳合抱的阳气细胞上，使得人们便于删繁就简，易于掌握。因此，用温补的中药补充阳气细胞内的阳气主体成分是正补的话，那么，用滋润的中药补充阳气细胞内的阴性成分，同样不可偏废，也同样是补阳气细胞的一个重要方法。

补充阳气细胞结构内阴性物质，有一味最好的中药，那就是熟地黄。

熟地黄始载于《神农本草经》，具有滋阴精、生津液、生血养血的作用，古人谓之"大补五脏真阴""大补真水"，评价极高。熟地黄是一味卓有成效、能够全方位补阳气细胞结构中阴性成分的中药。

熟地黄，号称药中儒将，与附子、大黄、人参并列为药中四维之一。以重视阳气为本的明代温补名家张景岳，最擅长运用熟地黄，有"张熟地"之称。他自创的186首新方中使用熟地黄的有51首，熟地黄为使用最多、最广的药物之一。《景岳全书·新方八阵》补阵29方中，用熟地黄的有22方，未用熟地黄的7方中仍有3方在加减项内用了熟地黄。寒阵20方中，有7方用了熟地黄，保阴煎、玉女煎等为代表方，足见其对熟地黄的重视。至于后世医者广泛运用熟地黄，更是举不胜举。说明熟地黄补阳气细胞的作用效果是非常确切的。

张景岳说："阴虚而神散者，非熟地之守不足以聚之。阴虚而火升者，非熟地之重不足以降之。阴虚而燥动者，非熟地之静不足以镇之。阴虚而刚急者，非熟地之甘不足以缓之。阴虚而水邪泛滥者，舍熟地何以自制。阴虚而真气散失者，舍熟地何以归源。阴虚而精血俱损，脂膏残薄者，舍熟地何以厚肠胃。"人体全身的阳气偏亢，阴精津液血液大失，而熟地黄能滋阴生津养血，使阳气归源，精血内生，阴阳相合。那么，以大概小，人体内单个阳气细胞内的阴性部分也肯定是不足的，熟地黄能补全身阴液之不足，则绝对能补阳气细胞内的阴性物质不足的。

张景岳不愧为一代名家，他很聪明，囿于时代所限，虽然没有机会接触到现代的细胞分子学，但已经模糊地意识到阳气细胞结构内一定还有一种阳性的主导物质。所以他从大处阴阳观点出发，用熟地黄的时候，特别喜欢配伍温药，如肉桂、附子等。这些温药剂量特别小，在于他认为是阴中求阳、阳中求阴之理时，其实已经符合阳气细胞组成成分结构了，用这些小剂量的温药，恰恰激活并补充了阳气细胞内的阳气主导成分，阳气细胞内激活并得了补足的阳气主导分子，与原来已经虚弱并得到补充的阴性物质成分一起，使每一个阳气细胞充满了生机与活力，在连片成云结团的大阳气中每个阳气细胞生发蓬勃，那人体自然精神饱满，活力无限了。

80. 善补阳气细胞的肉苁蓉

前面我说过，阳气细胞的模型图是太极图。什么是太？太字去一点，可以无限大；大字加一点，则又无限小，小到甚至看不见。极，则是最顶端、最高点的意思，如登极；也可以说是最高的、最终的意思，如极致、极限；又代表元，从头开始的意思。云太极图者，通过一个圆被一条反"S"线分割为鱼状的黑白两部分。人体内极细微的物质——阳气，从大处论是挟阴运行，周流全身，起着温煦、防御、濡养、传导、推动、气化的作用，生生不息，维持着人体的生命活动；从小处说，每一个阳气细胞的内部结构组成，也是由阳气主体成分与阴性的阴精、血液、津液组成，环抱周流在一个小圆圈里，相互协调、相互促进的，活生生的一个阳气细胞解剖直面图。小处见大，大处见小，令人一目了然，这就是太极图的神奇之处。如果说中药熟地黄可以用来补阳气细胞结构内的阴性物质部分，那么中药肉苁蓉就是用来补阳气细胞结构内的阳气主体成分的。虽然阳气细胞结构内的阳气主体成分到底是什么，还有待进一步弄清，但能起到使人精力倍增、力气见长、气色明亮功效的中药，我们就可以推断它能补阳气细胞结构内的阳气主体成分。

从产地来看，肉苁蓉主要是在新疆的塔克拉玛干沙漠和古尔班通古特沙漠中生长。沙漠地区日夜温差大，阳光足，日照强，天然地秉承了日月天地之精气，故肉苁蓉又称为"大漠人参""地精"。肉苁蓉生长的地方，就决定了其自带阳气气质。

肉苁蓉入药在我国有1800多年的历史，具有神奇效果，汉族、蒙古族、藏族、维吾尔族等民族，都把它视为绝佳的进补药材。肉苁蓉补而不峻，温而不热，暖而不燥，滑而不泄，有从容和缓之貌，故名苁蓉。肉苁蓉历来被视为补肾、强筋骨的良药，主治肝肾不足引起的腰膝酸痛、肢体痿软无力。肉苁蓉是列当科植物肉苁蓉的干燥带鳞叶的肉质茎，传统认为以肥大肉质、黑棕色、油性大、质柔润者为佳。

肉苁蓉首载于《神农本草经》，列为上品："味甘微温，生山谷。治五劳七伤，补中，除茎中寒热痛，养五脏，强阴，益精气，多子，妇人癥瘕。久服轻身。"明代医家缪希雍说："主腰脊痛，益精气，坚筋骨，脚中酸痛。盖腰为肾之府，动摇不能，肾将惫矣。肉苁蓉补其不足，益肾故也。"中医将肉苁蓉视为补肾阳的佳品。

现代研究表明，肉苁蓉中含有的洋丁香酚苷、红景天苷等化学成分，能有效促进性中枢神经的功能，增强性激素的分泌和相关递质的释放，从而提高性欲。日本专家从肉苁蓉中发现了"养命因子"，其主要活性成分有松果菊苷和毛蕊花糖苷，该因子能在24小时内使肾细胞的增殖速度提高，说明肉苁蓉有增强体力和抗疲劳的作用。肉苁蓉补肾阳，又能增强气力，延缓衰老，它的这个作用正是阳气细胞结构内的阳气主导成分的作用，所以说肉苁蓉是补阳气细胞的良药。

81. 甘草的运用观，决定了学术思想取向

绵延千年的中医学术理论体系，可谓是浩瀚无垠，百家争鸣，蔚为壮观。道可道，非常道。纸上得来终觉浅，绝知此事要躬行。所有的学术争鸣，其实并不重要，重要的是最终将理论付诸临床实践中。也就是说，开方处药才是检验学术思想正确与否的关键。通过对有"众药之王""国老""十方九草"之誉的甘草的运用研究，可以检验出中医理论体系内学术思想的取向。

临床医者普遍都会在中药处方后，加上一味甘草收尾，所以甘草有"十方九草"之评。至于为什么用？用上后起什么作用？大多语焉不详，支支吾吾地说"调和诸药"，或作调味品，克服其他中药的苦涩难咽。用甘草入药，已成为每个中医师的标配，民间戏侃中医是"甘草医生"，即由此而来。作为寻常之品的甘草，大家这么喜欢用，而且是入药治病的，那么它一定代表着一种思想，代表着学术体系的理论取向，更代表着一种公认。那么这种公认到底是什么呢？这就让我们从甘草慢慢说起。

甘草最早见于《神农本草经》，列为上品之药，曰"味甘平，无毒。主五脏六腑寒热邪气，坚筋骨，长肌肉，倍气力，金疮肿，解毒。久服轻身延年"。南北朝医药学家陶弘景谓："此草最为百药之王，经方少有不用者，犹如香中有沉香也。"说明甘草本身是具备补性的作用。甘草的补性特点是平缓无害，广行五脏六腑十二经脉，不碍寒热虚实，广为正邪双方接受，故又称"国老"。甘草服后，可以强身健体、轻松自如，让人气力

增加、肌筋壮实，这可是人体阳气才能达到的功能，所以说甘草能补，补的绝对是阳气。再看看以重阳、崇阳为主要学术观点的医圣张仲景，他在《伤寒论》113方中，所用含甘草的方剂就有70首，甘草是所有药物中出现频率最高的一味药。甘草在这些方剂中的作用，除了保护阳气，别无其他。为了突出甘草保护阳气的作用，仲圣在治疗心阳肾阳大衰，阳气弥散游离不能回位的炙甘草汤、四逆汤中重用甘草，都是为了大补阳气，使阳气复位而设。即使是以甘草泻心汤治疗寒热浊邪蕴遏、虚阳上浮的狐惑病，也是重用甘草补阳复阳的。所以甘草重用时是一味恢复阳气的要药；平常用时，则是为了处处保护阳气而设。

甘草味甜，乐为人们所接受，加上其药性平和，后世很多医家并未重视它的药性，也不去深入研究其中的奥妙，知其然而不知其所以然，从而使重视阳气的中医理论体系，缺少这一个重要佐证。甘草这味药，其实就是为阳而生的，它作为众多阳药之一，被医者频繁选用，成为万药之首，只能说明它是为阳而设的。从历代医者创立的方剂中甘草频频出现，说明中医的主阳理论在每个医者脑中已经打下了深深的烙印，只是自觉或不自觉地在临床实践中体现着这种学术导向。现代药理研究亦表明甘草有抗菌、抗炎、抗病毒、抗变态反应、抗肿瘤、抗突变作用，特别是其有肾上腺皮质激素样作用。肾上腺皮质激素样作用，那可是与阳气的功能有相同之处的，所以用甘草的意义，在于代表了中医主阳学术思想的取向。

一般认为，甘草主要是一种调和剂，起着调和诸药的作用，实际上甘草的助阳作用远远没有被人们挖掘出来。甘草的恢复阳气作用，使得甘草成为所有中药的中介和催化剂。譬如桂枝与甘草合作，辛甘合化为阳，两药同向给力，成为温补心阳的名方；芍药与甘草合作，酸甘合化，甘草作为催化剂带着芍药去濡养筋脉，缓解痉挛，甘草本身又是助阳剂，驱使阳气温煦筋脉，两药酸甘合化，并行不悖，成为温柔养筋的经典。最为出神入化，令人拍案叫绝的是甘草小麦大枣汤治疗心神浮越的脏躁病，三味甘品，合力甘缓助阳，安定神气，简直就是《类经》中所说"阳气者，精者养神"的完美体现。所以对甘草一药，切忌看作是一味可有可无的点缀品或调味品。甘草保护阳气的作用不可忽视。甘草的运用实例是中医主阳学术思想的完美体现。

82. 从治阳痿看国人对阳气概念认识的局限

阳痿，是青壮年男性的常见病、多发病。因其严重影响男女家庭的正常生活，故自古至今历代医家都把阳痿作为医学研究中的重要课题。

《黄帝内经》称阳痿为"阴痿""阴器不用""宗筋弛张"，主要原因是"气大衰"。特别是医圣张仲景第一个提出"男子多虚"，即肾虚，并创立薯蓣丸治疗。薯蓣即为山药，张仲景认为有大补肾虚作用，山药也被认为是铁棍山药。阳痿，顾名思义，是阳气痿软了。故唐宋以后诸多医家，包括近现代诸多医家，多宗仲景之说，认为阳痿是肾中阳气大亏所致。医家这种认识，慢慢地在国人心中植根并被认可。自古以来，补肾阳的药物为治阳痿的专药，一些临床医生一见患者说是阳痿，即以鹿茸、肉苁蓉、巴戟天、仙茅、淫羊藿、杜仲、补骨脂、冬虫夏草、续断、菟丝子、韭菜子、胡芦巴、枸杞子、锁阳、胎盘、阳起石、附子、肉桂，甚至雄蚕蛾、大蜻蜓、鹿鞭、狗鞭、海狗肾、蛇鞭等来治疗。民间一些人更是不放过任何一个动物的生殖器，认为吃了可以以形补形，大补阳气以治阳痿。更有医者为了取效，干脆将以上所有补肾阳药堆垒成方，美其名曰为大补阳气之良方。

人体的所有生命活动都是阳气的作用，男女性生活也是如此。阳气旺盛，则表现为精力充沛、身体强壮、充满活力；阳气不足，则会萎靡不振、身体疲劳、畏寒怯冷。阳痿，绝对是男人的阳气出了问题。但只简单地将阳气出了问题认为是"虚"，那对人体阳气的功能认识就局限而单一了。

我们知道，人体阳气是在心的主持下，通过肝的疏泄、肺的宣降、脾的运化、肾的固密等共同的协调帮助运行的，三焦的通畅、胃肠的受纳排泄、胆汁的分泌、膀胱的气化，以及经络筋脉的畅行等，任何一个环节出问题，都会影响阳气的功能。导致阳气运行障碍的内外部因素非常多，阳气运行障碍的病理机制，并不是一个"阳气虚"就能概括的。阳气郁、堵、陷、结、瘀、塞、实、虚及寒、热、痰、湿、饮等，都可能影响阳气正常功能的发挥，导致阳痿。故明代医学大家张景岳探讨阳痿时说："命门火衰，精气虚寒而阳痿者，宜右归丸、赞育丹、石刻安肾丸之类主之。若火不甚衰，而止因血气薄弱者，宜左归丸、斑龙丸、全鹿丸之类主之。凡思虑惊恐，以致脾肾亏损而阳道痿者，必须培养心脾……宜七福饮、归脾汤之类主之……其有忧思恐惧太过者，每多损抑阳气，若不益火中，终无生意，宜七福饮加桂附枸杞之类主之。凡肝肾湿热，以致宗筋弛纵者，亦为阳痿，治宜清火以坚肾，然必有火证火脉，内外相符者，方是其证。宜滋阴八味丸或丹溪大补阴丸、虎潜丸之类主之。"其论虽未完全脱离阳痿是虚所致，但已较前人之论迈出了一大步。

近现代通过对阳气功能的探讨，已经初步认识到阳痿绝不单单是阳虚引起。临床工作者通过辨证，有认为是阳气郁遏，阳不布达引起，治予四逆散疏达阳气取效的；有认为是湿热壅滞，阳气困遏，用三仁汤、二妙散解困阳气取效的；有认为是阳气不足，血脉瘀堵引起，用补阳还五汤补气活血取效的；有认为是风寒外束，阳气与所挟阴气不和引起，用桂枝汤加味调和阴阳取效的。总之，阳痿一病，不能只局限于阳气不足，必须全方位论清阳气到底是哪一个原因、哪一个环节出了问题，才能在临床上取得满意效果。医者只有树立"大阳气"观念，不要简单地在"虚实"上做文章，才能在临床上应付自如，游刃有余。

83. 从阳气结构解析癌症的生成

癌症突然成了我们这个时代的时代病，癌症的高发、癌症的恐怖、癌症的难治，已经无情地摆在我们每个人面前了。

关于癌症产生的原因，目前的说法很多。但大家公认的则是不明原因引起的细胞恶变，也就是人体内的正常细胞"黑化"为癌细胞。中医则大多认为阳气不足、阴邪内生是生癌的根本原因；认为凡是阳气到不了的地方，最后都变成了癌症，并找出很多原因，比如不良的生活习惯，日夜作息时间颠倒，饮食过于肥甘油腻、喜食生冷，工作压力太大、过度劳作，心情郁闷，还有空气污染及过用空调、冰箱、电脑、手机等等，都会耗伤人体阳气，有可能导致癌症。为增加阳气不足导致癌症发生的可信度，还举出了非常多的自然界事例，例如自然界中有些物质，若长期置于没有阳光照射、阴暗潮湿的地方，局部会发生霉变，长出菌块和锈斑，并逐渐扩展，最后腐朽成灰，失去应有的性能和作用。这种霉变、菌块、锈斑逐渐扩展、腐朽成灰的现象，与某些癌症的形态学及发展规律有相似之处。还有用露湿的木头长木耳的例子做比喻，认为木耳的形成过程就是人体肿瘤或癌症形成的过程。

阳气的功能，特别是阳气抵御外邪内伤的功能，决定了人体产生的一切疾病的根源，在于阳气这一功能受到了损伤，癌症的发生亦不例外。但是，用模糊的阳气不足说事，特别是简单地用一个阳气不足、阴邪内生去解释癌症的发生发展，似乎令人在感到正确的同时，在临床实践中又感到无所适从。原因如下。

第一,"阳气不足,阴邪内生"的结局有很多种,生寒、生湿、生热、生痰、生饮、生瘀等等,并不一定只有生癌这一条路。

第二,以上多种伤阳的原因,几乎每个人或多或少都存在,为什么有的人会发生癌症,而有的人不会发生癌症呢?譬如抽烟的人,并不一定会得肺癌;酗酒的人,肝癌并不是必得。还有长寿的人,并不一定生长在风景秀丽、空气新鲜的边远山区;相反,经济发达、人口密集的北上广深,特别是寸土寸金的弹丸之地香港,却是人均寿命最长的地方。

以上这些,用一般的阳气知识去指导人们养生防病,甚至指导临床处方用药,未免不可。但用模糊的阳气说法,简单地用一个"阳气不足"去指导生死攸关、中西药物都难于取效的癌症,显然过于粗糙,令人不能信服。

首先,阳气虽然是呈雾露般在人体内运行的极细精微物质,但也是有个体单位的,阳气的每一个个体单位的内部都是由不同的极细微物质组成。阳气是由成千上万个阳气个体连片成云,结团式地在人体内流动运行,起着温煦、防御、推动、传导、气化作用。我在前面说过,阳气个体单位的结构组成成分,除有阳气的主体成分,尚有阴精、津液及血液等成分。老子《道德经》中说"万物负阴而抱阳",是说世上生长的鲜活的万物,都是由有形的阴性物质,紧紧地与活动的、流动的、变化的、无形的阳性物质紧紧地结合在一起,才构成了这个世界生命的绚丽多彩。否则,独阳不生,孤阴不长。同样,每个阳气单位内,也绝对是"负阴抱阳"这种微观结构,才符合自然界的生命现象原理。古人用圆形的太极图做模型,其实质就是阐述人体阳气个体结构的。现代人认为细胞是构成生物体的基本单位,认为细胞具有运动、营养和繁殖等机能,认为细胞结构由蛋白质、水等有机无机物等组成。中医的说法虽然与西医的表述不同,但基本原理大致相同。其次,中医将每一个阳气单位,都看成是一个阴阳结合体,但起主要作用的是以阳为主体,所以《素问·阴阳离合论》说"阴阳者,数之可十,推之可百,数之可千,推之可万,万之大,不可胜数,然其要一也"。这个"一",不就是每个阳气单位吗?这个"大",不就是阳气单位连片成云状吗?最关键的是,《道德经》中说"道生一,一生二,二生三，三生万物"。虽然这段话是讲对客观世界的物质本身的一种认识，但是这种认识，同样适用于用来解释癌症的病理演变机理。

我们知道，阳气即道。阳气这个道，在"一"这个阶段，风寒暑湿燥火、七情、饮食劳倦等，侵犯了每一个阳气单位，绝对不是直接伤了阳气主体成分，即损伤了阳气结构中的阴精、津液或血液部分，反而是因为阳气结构内这几部分的物质都充满了活性及动力，所以表现为机体的强烈反应，经过有效的治疗，很多疾病可以痊愈。如果阳气主体成分损伤严重，则疾病进入"二"的阶段。这个阶段有个特点，即每一个阳气单位均特别不活跃，对外的显示是人体阳气不足了。不足的阳气，采用有效的补足阳气方法，能够达到补足阳气的目的，这个阶段也可以使疾病向好的方向发展，最后痊愈。问题是这个阶段的病情最复杂，如果每一个阳气单位内阳气的主体成分受到了极大的损伤，而相关脏器又不能正常贮藏和分泌阳气，则每一个阳气单位内的阴精、津液、血液都不能随阳气主体成分去濡养温润人体各组织结构，这些阴性部分的物质就会留滞体内，形成瘀、痰，痰和瘀交织，这个阶段机体会出现许多不可思议的症状。如果"二"阶段形成了这种局面，每一个阳气单位内的主体阳气部分，按照其功能会拼命地去将痰或瘀化掉，如果体外没有有效的中药处方帮助单个阳气的主体部分，那阳气的主体成分也会大量损耗，成云结团的阳气就会成片地死亡，并丧失活性。有关脏器贮藏、分泌阳气的功能受损，那这些脏器一旦分泌出阳气，便会马上失去活性，成为坏阳，而损耗了的带热性的阳气主体成分就会与痰瘀交织在一起，这时候机体内部会形成浊毒痰瘀互结的现象，在机体外部反而会表现出一派假热的现象，如口腔溃疡、口臭、睡眠不佳、大便秘结、烦躁不安、口干不欲饮、纳差，同时阳气虚弱的一系列症状也会若隐若现。若医者失治或病者拖延，则会出现肿瘤包块。日积月累，年复一年，体内的这种状态不能改变，则会进入"三"的阶段。这个阶段就是癌症阶段了，所有的阳气单位失去活性，整个人体阳气出现大衰大竭状态，加上癌块如岩石般坚硬，阻塞阳气通道，后果极其严重。三生万物，其反面意思，也可以是三死万物。

癌症的生成并不是一个简单的过程。通过对人体个体阳气单位的结构剖析，可以有效阻断癌症的发生发展过程。治癌任务确实艰难，但防癌永远是必要的。防癌重在阳气，顾护阳气是主题。

护阳气固然要用温性药物，但阳气个体单位内的阴性成分也要考虑，故护阳治阳不能单单考虑温补一法。

84. 清阳理论

清阳二字，最早见于《黄帝内经》。《素问·阴阳应象大论》说："故清阳为天，浊阴为地。地气上为云，天气下为雨，雨出地气，云出天气。"又说："清阳出上窍，浊阴出下窍；清阳发腠理，浊阴走五脏；清阳实四肢，浊阴归六腑。"用天人相应的方式，鲜明地指出了阳气中的轻清部分是清阳。在自然界中清阳走上，为蓝天白云；在人体中主要穿梭游走在上的五官七窍、在外的皮肤腠理四肢。这些形成了清阳理论的基本雏形。

到了金元时期，李东垣对于《黄帝内经》清阳理论进行了进一步的解释说明，他认为"清浊之气皆从脾胃出，荣气荣养周身""清阳为天，清中清者，清肺以助天真。清阳出上窍，清中浊者，荣华腠理"。又在《脾胃论》中指出："天气清静光明者也，藏德不止，故不下也。天明则日月不明，邪害空窍，阳气者闭塞，地气者冒明，云雾不精，则上应白露不下。交通不表，万物命故不施，不施则名木多死。恶气不发，风雨不节，白露不下，则菀藁不荣。贼风数至，暴雨数起，天地四时不相保，与道相失，则未央绝灭。惟圣人从之，故身无苛病，万物不失，生气不竭。"

李东垣根据清阳理论，针对当时战乱四起、百姓流离、饥饱无时的状态，指出内伤脾胃病者多，应从脾胃入手治疗内伤杂病，更擅长用风药升举脾胃清阳，治疗脾胃内伤所致的气虚、气陷等证。其创立了补中益气汤、升阳散火汤、升阳除湿汤，用活了升麻、柴胡、防风、葛根、羌活、独活等一大批风药，将升清阳理论落到实处。

到了清朝，清阳理论成形，一大批医学家在实践中完善发展了清阳理论。如叶天士《临证指南医案》中清阳一词共出现五十余次，如"上脘部位为气分，清阳失司，仿仲景微通阳气为法""清阳不肯转旋，脘中不得容纳""俾清阳旋转，脾胃自强""清阳不得舒展，浊气痞塞僭踞"等等。其喜用苦杏仁、豆蔻、橘皮、桔梗、瓜蒌壳之类流气化湿，以展清阳。

更有以为"胸为清阳之府"者。喻嘉言《医门法律》说："胸中与太空相似，天日照临之所，而膻中之宗气，又赖以包举一身之气者也。"其中宗气即胸中大气，是胸阳功能的基础。胸居阳位，为人体清轻之阳气聚集之处，以阳为用。其后张锡纯据此创立著名的升陷汤，其意为胸中大气设，其实还是没有脱离"胸为清阳之府"之理。

至于吴鞠通则非常善于总结，他在《温病条辨》中说："治上焦如羽，非轻不举。上为阳，下为阴，清者上，浊者下。"在清阳理论指导下，他指出用药性质多轻清，气味要清淡，用药分量轻。

什么叫"清"？《说文解字》："清，朖也……朖者，明也。"清的本意指水清澈透明。现代也可以理解为透明度高，浓度低，气味清淡，无掺杂的，无污染的。古人喜欢"清"字与"轻"字连用，曰"清轻"。"轻"可具体指质量轻而小的性质，也可指程度轻微。清阳之意，应该是说其本质为阳中之气，是人体内阳气中性质清轻、质地清纯的部分。用清阳理论指导临床，一般具有如下特点：①用药分量清轻；②用药性味清轻；③补益方法清轻；④条畅枢机清畅。

其实，所谓清阳，其实质就是布散于人体上部和外部的阳气。阳气本身就是看不见摸不着的，只能靠双方感受，才依稀有那么一点意思。如果在阳气中再分什么清阳，论道是有层次感了，但实践起来，则是玄上加玄了，很容易让人糊涂、无所适从。医学是一门很实在的学科，尽量不要玄化，更不能玄之又玄，所以我们在研究阳气学说中的清阳理论时，知道即可，不主张进一步神化。

85. 纯阳观念

什么是纯阳？就是纯一的阳气。古代以为阴阳二气合成宇宙万物。火为纯阳，水为纯阴。从古至今，无论是社会活动，还是自然学科，都追求纯，追求九九归一。譬如道家，讲究修炼，毕生追求纯阳之体，相传得道神仙吕洞宾，别称"纯阳子"。中医学虽讲究"孤阳不长""独阴不生"，但对纯阳观念还是情有独钟。

纯阳之纯，是指纯净之意。

襁褓小儿，无七情六欲所扰，更无房欲劳倦之伤，其"阳"纯净旺盛，而非"纯粹"有阳气而无阴。

吴鞠通《温病条辨·解儿难》中说："古称小儿纯阳……非盛阳之谓。"因此，把纯阳看成有阳无阴，或阳亢阴亏，都是错误的。

纯阳观念，用在解释小儿身体上，很是真实，令人容易接受。如《颅囟经·脉法》："凡孩子三岁以下，呼为纯阳，元气未散。"首次提出小孩为"纯阳之体"。钱乙《小儿药证直诀》的卷首，由纪昀等人在《四库全书提要》呈词中说"小儿纯阳，无烦益火"，认为小儿所有脏腑的阳气都是旺盛有余的，不必去补益阳气。千年来，世人对小儿这种阳气活泼、清灵旺达、生机勃勃、活力充沛、生长发育迅速的状态十分欣赏，渴望在有生之年追求体现在小儿时期所表现出的纯粹的阳气，以永葆青春、益寿延年。所以《黄帝内经》反复要求人们"美其食，任其服，乐其俗，高下不相慕，其民故曰朴"，指出知足常乐、心态平和是阳气回归纯粹状态的基本条件。

纯阳之气，说得具体一点，就是我们身体一切脏腑功能正常发挥的状态和动力。它是我们机体主动、主升、主萌发、主热烈、主积极进取的一切机能的总和。无论何时，只要我们的生命进程在持续，纯阳之气就一刻不能熄灭。而它熄灭、消散的那一刻，也就是我们生命消逝的那一瞬。

道家对追求纯阳之体非常讲究。道家认为从本体一直到身体是一个越来越粗化、越来越固化的过程。太极、无极是虚的，什么都没有，无形无质，在阴阳的时候是神的境界，这时候就有光了，再往下就降低到气的境界了，气就比光要粗了，再往下就是精了，就变成液体状了，所谓精就是一种液状的精华。身体内分泌的体液，液状的身体的精华、气状的精华叫气，光是神光，即神。固体的东西就叫形体。由虚无到光到气体、液体，再到固体，是越来越粗、越来越固化的过程。其修行的原理是复返于精微。

道家有纯阳之语，所谓阳就是精微的代表，阴是固化的代表，纯阳说明已经非常精微了，都是一步一步提炼的结果，其原理就是炼。它用的是火字旁的炼，可见火非常重要，就是用火一步一步地把它炼回到精微的状态。所以道家最重要的东西有两个，一个叫药物，另一个叫火候，药物就是精、气、神这些东西，火候就是人的意念，用火炼这些东西，要把这些粗的东西一直炼到精微的地步。道家修炼的方法一般分为五个阶段：第一是筑基，第二是炼精化气，第三是炼气化神，第四是炼神还虚，第五是炼虚合道。

可以说，道家是倾毕生精力追求纯阳之体的，因此有我命在我不在天之说。中医学实际上也十分重视阳气，认为阳气对我们的身体实在是太重要了。人体想要正常运转，一刻也离不开阳气。我们能自如地呼吸，就是因为肺脏里的阳气在推动；我们吃下去的饮食物能转化成气血，就是因为脾胃里的阳气在运化；喝下去的水能化成津液，变成小便，都是因为肾脏的阳气在工作。但中医学毕竟是用来悬壶济世的，而不是脱世的，所以中医学将纯阳观念用在解释小儿生理病理上，并且将纯阳观念引入方剂学中，寻找纯阳之品，以帮助人们强身、防病、治病。

（1）艾草之阳为纯阳，是阴寒天敌

《本草纲目》说："艾叶，生则微苦、大辛，熟则微辛、大苦，生温熟热，纯阳也。可以取太阳真火，可以回垂绝元阳。"

《务中药性》说："艾叶，苦，辛。生温熟热，纯阳之性。能回垂绝之元阳，通十二经，走三阴太阴、少阴、厥阴。理气血，逐寒湿，暖子宫，止诸血，温中开郁，调经安胎。"

艾草温补，它的气可升可降，行走十二经脉，虽补但不瘀滞，能很快把这股纯阳之气通窜到全身，不会引起上火。它是植物界馈赠给人类的"纯阳之草"。

（2）禀纯阳之气的肉桂

肉桂，在《山海经》中就有提及，上古时期称为桂木。千万不能把它与生活中常见的桂皮相混淆。肉桂是樟科植物肉桂的树皮，而桂皮虽然也源自樟科植物，但是树的品种不同，桂皮属于天竺桂的树皮，所以两者根本不是一物。

肉桂善温，辛甘而热，善于祛各处之寒，能够温暖肾中之阳，虽有类似于附子那种助火之功，但附子大热，相比之下肉桂较缓和一些，而且没有附子那种毒性。

（3）禀纯阳之气的夏枯草

李时珍《本草纲目》中说夏枯草"此草夏至后即枯，盖禀纯阳之气，得阴气则枯"。夏枯草的纯阳之气，决定了其能在体内走窜，软坚散结；其性寒，对夏季炎热之气袭人及体内阳热郁遏阻滞，有清解之功。盖同气相求，用其性使清者更清、浊者排泄。

此外还有取"纯阳"之意，将肉桂、藿香、苍术、半夏、陈皮、茯苓等药组合，做成"纯阳正气丸"等，用来温阳散寒。更有追求用硫黄、紫云英、丹砂秘制炼丹者，用来补壮阳气，但对毒性处理不过关、疗效也不稳定，逐渐被弃用。有乱用取类比象理论、异想天开者，认为雷是阳盛正足威力强的代表，被雷击中的枣木、桃木、柳木等，能够保存雷电之效，可以大补阳气、扶正祛邪等，不一而足。

总之，纯阳观点，是人们对生活的一种向往和追求，正确而客观地对待，既不盲从，也不迷信，非常有必要。

86. 扶阳学派

扶阳学派又称火神派，其开山宗师郑钦安在《医理真传》中明言："人身一团血肉之躯，阴也，全赖一团真气运于其中而立命""子不知人之所立命者在活一口气乎，气者阳也，阳行一寸，阴即行一寸，阳停一刻，阴即停一刻，可知阳者阴之主也。阳气流通，阴气无滞，自然百病不作。阳气不足，稍有阻滞，百病丛生""仲景立四逆，究竟是专为救这点元气说法……此方不独专为少阴立法，而上中下三部之法具备。得知此理，便知得姜附之功也。今人不知立极之要，不知姜附之功，故不敢用""余非爱姜附，恶归地也，功夫全在阴阳上打算。"扶阳学派重视阳气，推崇阳气，力主阳主阴从的学术思想。

扶阳学派在临证立法上以扶阳为要务，主张扶阳抑阴，用阳化阴，在处方用药上擅用附子，广用附子，对姜、桂、附等温阳通阳方药的创立别具一格，肯定地指出附子为"扶阳第一要药"。后世传人张存悌先生将其理论核心通俗地归纳为"万物生长靠太阳，百药之长数附子"，可谓深得要旨。

《素问·生气通天论》云："阳气者，若天与日，失其所则折寿而不彰，故天运当以日光明。是故阳因而上，卫外者也。"生动形象地喻示阳气于人体生命活动的极端重要性。这一论断，可以说是后世扶阳学派之重要理论依据。阳气如此重要，故在养生保健、防病治病及康复调养中均不可忽视。

随着时境变迁，今人的体质和疾病谱已发生很大变化，心脑血管病、肿瘤、糖尿病、痛风等慢性非传染性疾病已成为危害人民健康的主要疾病。不少医家和学者通过长期的临床实践和大量的观察研究发现，"阴盛阳衰"确是现今多数疾病所呈现的重要病变机理和发展机理。如祝味菊称："余治病三十年，习见温者十之八九，可清者百无一二。"李可说："阳虚的人十占八九，真正阴虚的百不见一。"卢崇汉讲："举目望去，现在有几个是阳实的啊？真正阳实的没有几个。我的用方可以说99%都是纯辛温药物组成的。"医学产生和存在的根本目的、价值与意义是维护生命，消除疾病痛苦，提高人类健康水平并益寿延年，其中疗效最为重要。中医也不例外，它来源于实践，根源于实践，创新于实践，其学术生命力在于临床、在于疗效，疗效就是硬道理。扶阳学派之所以能被后世推崇，流传至今，仍在发展，其原因就在于扶阳学派学术思想有临床价值。

87. 阳气与人体气场

场是一种特殊的物质。如果场真的是一种物质，那么我们用什么方法来确定其质量呢？

生活中的停车场、运动场、菜市场等，这些场所让人一目了然。场这个概念从生活中引申到物理学，譬如电场就是电荷及变化磁场周围空间里存在的一种特殊物质。又从物理学衍伸到人体生命学中，其内容发生了翻天覆地的变化。人体气场便是近年来许多学者倍感兴趣的一个主要研究内容。

人体气场是现代心理学和交际学的一个研究对象。每一个人都有一个气场。气场是看不见的，但力量是巨大的。人体气场主要作用是为身体挡去不合频率的外来电波，包括负能量、病气、辐射和浊气等，是人类与生俱来的保护膜。

关于人体气场，因为看不见，绝大多数人认为世界上根本没有气场这回事。现在有足够的证据证明气场的存在，甚至还可证明气场是可见的。现代人都将大部分精力集中在身体之外的世界，努力追逐那些自认为有价值或者有意义的东西，比如金钱、房子，却几乎不对自身进行反思，真正地了解一下自己的身体。

对于人体气场的实质研究，有认为类似于电磁场，是生物能量场、意识能量场，其内涵是更为广泛的无形的场。因为人体是一个十分复杂的超级巨系统，以至于其真实结构有待于进一步揭秘。

其实，对人体气场的研究，中国古代早已有之。《黄帝内经》说："天地合气，命之曰人。"人的孕育自然是禀天地阴阳二气诞生的。人的场就是阴阳场。阴阳是"万物之纲纪，变化之父母，生杀之本使"，真正掌握着生杀大权。阳主阴从，阳动阴静，阳为阴使，阳外阴内，故阳气在人体阴阳气场中占主导地位。《易经》的第一卦是乾卦，纯正至刚的阳气，象征天。整部《易经》都围绕着阳气展开，从一阳初动，到阳气最盛的三阳，搅动着人体生命的变化。《黄帝内经》中说："阳者，卫外而为固也。"阳气若雾露般覆盖在人体表面，不正与人体气场抵御外邪侵犯功能相似吗？人体气场是有厚度的，这个厚度是多还是薄，不正取决于人的阳气是强还是弱吗？

现代心理学研究人体气场，多偏于社会学方向，认为气场源自内心的坚定。它综合反映了一个人的学识，表现了一个人的心态，更透露了一个人的素养。它看不清、摸不到，却是一个人的精神内核，发挥着巨大的能量。中医学在人体阴阳场上却偏重于"道"，这个"道"说的是养阳气之道，是长命百岁之道。如《素问·上古天真论》所说"夫上古圣人之教下也，皆谓之虚邪贼风，避之有时，恬淡虚无，真气从之，精神内守，病安从来。是以志闲而少欲，心安而不惧，形劳而不倦，气从以顺，各从其欲，皆得所愿。故美其食，任其服，乐其俗，高下不相慕，其民故曰朴。是以嗜欲不能劳其目，淫邪不能惑其心，愚智贤不肖不惧于物，故合于道。所以能皆度百岁而动作不衰矣，以其德全不危也"，将人怎样修炼阳气之道，增强阳气力量使气场强大，达到最佳养生之道的要点要素娓娓道来，可以说是最早培养增强人体气场的记述。

古人没有场的概念，但古人对人体气场的复杂结构描述，却非常接近现代对场的说法。如《医道还源》说人的气场结构象天法地，"天有笞度，人之脉穴同其源。地有山河，人有脉络合其妙，三百六十，无非脉之贯通。八万四千，尽是肤之穿透"，说的是人体内具有大大小小、纵横交错、旋转反复的无形通道，通道中所输送的物质就是阳气。内通五脏六腑，外通皮肤毛孔，把全身联系成一个有机的整体。这种结构最易发生碰撞，产生出事实上的气场效应。中医十分重视阳气，但单一阳气的作用，有时出乎意料，还不足以说明整合后的场的效应，古人就把神魂魄意志等精神概念引入五脏，后世称为"五神脏"。阳气的极致便是神。五神脏的概念横空出世，便为阳气场作用的无穷大做了一个很好的铺垫，使得心神学说及现代意念力量，甚至气功等等，都有法可依、有理可循。

阳气、气场这两个概念其实是最有意思的。它是中西方文化共通的概念，由于都是研究具体人的具体心理情绪特征，所以这时候是中西方文化最接近又最无异议的。虽然现代对阳气与气场到底是什么，是由什么组成的，尚不清楚，但对阳气与气场的概念基本上是一致的。两者都是人体整体生命力的展现，如果气场（阳气）充足饱满，肯定是生命力充沛旺盛，做事积极，成功的机会就比一般人高，反之，气场（阳气）要是零落、松散，那当事人肯定是有气无力，没有企图心，也没有贯彻执行的能力，不仅无法成事，在遇到外在比较强劲的能量场时，也容易犯冲煞，易生病、出意外。不同的是，中医的阳气理论远比气场说要系统和广泛，更深刻，自成体系。气场说充其量只是阳气论的一部分。

场是一种意境、一种感知。说白了，气场是一个人气质对其周围人产生的影响。气场可以是吸引力，也可以是某种具备神秘能量的魔咒，它使得人们的目光总是被你吸引，不论你做什么，都能让你受关注。气场不是吸引力法则，却远比吸引力法则更为强大。人体阳气与人体气场有交叉的地方，甚至包含了人体气场的内容，但阳气在中医看来，主要还是用在人体防病治病上，并且抛弃了被认为是巫祝的部分，使得中医更真实，更贴近大众，用起来更简便、更高效。

88. 阳气与暗物质

暗物质的发现是宇宙起源研究的成果。科学家们发现，宇宙中可观测的物质总量无法维持现有宇宙的平衡，其大量的物质是不可观测的，所以称之为暗物质。

光的传播让我们可以看到周围的物质，可见光让我们看到了日月星辰和万物，除了可见光之外，还存在很多不可见的光波。从本质上来说，光是电磁波的一种，一切可见物质都在向外辐射温度，向内吸收热量，温度就是红外线的宏观表现形式。

暗物质则不同。它不反射光，也不辐射光，这代表暗物质不参与电磁相互作用，也不参与强相互作用，因此暗物质不属于人类已知的任何一种粒子，人类既看不见，也无法用任何仪器测得到。

暗物质是一种比电子和光子还要小的物质，不带电荷，不与电子发生干扰，能够穿越电磁场和引力场，是宇宙的重要组成部分。暗物质的密度非常小，但是数量庞大，总质量很大，它们代表着宇宙中 26% 的物质含量，其中人类可见的只约占宇宙总物质量的 4.9%。暗物质无法直接观测，但它能干扰星体发出的光波或引力，其存在能被明显地感受到，在我们身边无处不在。施一公先生说，每天成千上万吨的暗物质从我们每个人的身体里呼啸而过，说的就是这回事。

我们知道，人体阳气的生成来源主要有三：一是先天之气，二是后天之气，三是自然之气。先天之气、后天之气这两个东西，我们可以搞清楚，无外先天之禀赋及后天饮食水谷之气而已。至于自然之气，由于暗物质的存在，则给了我们许多想象的空间。如果自然之气真的就是我们现在所说的氧气、水分子，甚至是负离子，那么人类往往数天不吃饭，也不会饿死。特别是一些辟谷的人，往往几个月不吃饭也不会饿死，这说明人体的主要能量并不是来自饮食，更主要的能量来自宇宙的暗物质。更关键的是，老子《道德经》中说："人法地，地法天，天法道，道法自然。"好一个"道法自然"，我认为绝不是我们现在一般意义上认为的什么自然规律。我们知道，天与地是人类的父母，父母是要养育子女的呀，连天与地都要依赖自然，这个"自然"绝对不是一般意义上的春夏秋冬的循环，它是要给宇宙万事万物提供营养的呀！谁提供？除了人类已知的小部分，那说明绝大部分要靠暗物质呀！

如果我们搞清了人体阳气来源，有一部分是来自宇宙间的暗物质，那么有很多问题就可以迎刃而解了。譬如：

（1）天人相应的问题。

（2）人为什么控制不了死的问题。

（3）人的特异功能问题。

（4）经络问题。

（5）灵魂问题。

特别是现在很多未解之谜，如中药为什么经过提炼，会马上失去原有的气与性？中药处方中几味药一经煎煮，会发生什么样的变化？人体阳气的组成成分是什么？等等。

确实如此，如果我们连暗物质是什么都没搞清楚，再去奢谈破解人体结构之谜，难道不觉得太不自量力吗？存在的，永远是存在那里。既然连这个暗物质，我们人类都还处在初步的认识阶段，那么匆忙地用所谓的科学去否定中医，岂不是荒谬无比吗？

《黄帝内经》曰："天地相合，命之曰人。"人是天地之灵，那么人一定是要接受大自然的沐浴成长的。人体生命力的象征——阳气，是禀受先天父母之精气，靠大地之水谷之气、大自然之灵气而茁壮成长的。大自然的灵气就包括了宇宙间的暗物质，所以说阳气的组成成分中有暗物质。

89. 阳气与神

中医所讲的神与宗教所讲的创世界的神是截然对立的。宗教的神是指在物质世界之外，主宰世界万物的有人格的精神实体。中医所谓的神则寓于自然界之中，就是物质自然界本身的运动和规律。如《素问·五藏别论》指出："拘于鬼神者，不可与言至德。"《素问·宝命全形论》谓："道无鬼神，独来独往。"从根本上否认了宗教鬼神的存在。

中医认为神并非是超物质的，它的产生是有其物质基础的。《素问·六节藏象论》曰："天食人以五气，地食人以五味。五气入鼻，藏于心肺，上使五色修明，音声能彰。五味入口，藏于肠胃，味有所藏，以养五气，气和而生，津液相成，神乃自生。"肯定了靠自然界的五气五味来营养的机体，是神产生的物质基础，说明神与阳气产生的物质基础是一致的。

中医认为神是指整个人体内在生命活动的外在表现，诸如整个人体生命活动的外在反应，即人体的整体形象或形征，包括面色表情、目光眼神、言语应答、意识思维、肢体活动姿势等外在表现，皆属于"神"的范畴。此即中医诊断学望诊中望神的内容。《素问·移精变气论》中说："得神者昌，失神者亡。"此之谓也。人之所以有生命，全在于内在神机，即生命力。若神机丧失，则无论如何高超的医疗技术也无法挽救生命。故《素问·汤液醪醴论》曰："形弊血尽而功不可立者何？岐伯曰：神不使也。"

一句"神不使"，道出了神是主宰人体脏腑功能活动的。脏腑功能活动正常与否，又通过神机外露表现于人体外部。这与阳气是人体脏腑功能活动的客观征象，五脏六腑的功能又产生阳气，是一致的。故张介宾干脆地指出"神即气也""气者，神之使""气为阳，阳主神也"。所以阳气与神，二者其实是互通的、一致的，二者的生成来源及功能表现是重叠的，某种意义上可以说，阳气即神，神就是阳气。人们在生活中也是经常连用，指责人时说"你神气什么""你有什么可神气的"，或者"神里神气"等等。

《素问·阴阳应象大论》说："阳化气。"《素问·生气通天论》说："阳气者，精则养神。"说明阳气对神是通过气化作用转化成神和对神有濡养作用的。神与阳气不同的是，神是阳气的升级版。中医认为，神并不是超时空的神秘力量，不是像阳气那样有目的地行动，而仅表示奇妙的、重要的意识。所以当人体出现重要意识精神现象时，用阳气已不能满足表述时，神这个概念就被引入人体医学中。故《素问·天元纪大论》说："物生谓之化，物极谓之变。阴阳不测谓之神。"为什么人们要把对人体生理病理的运动变化称作"神"呢？这是因为古人对人体生理病理规律实在掌握的少，又对人体结构奥秘感到神奇的缘故。随着现代科技的日新月异，许多古人认为的神奇奥妙，已不足为奇。

《灵枢·大惑论》说："五脏六腑之精气，皆上注于目而为之精。"前面的"精气"就是包含了阳气，后面的"精"的意思就是使目能明察。能看到就是阳气的作用。精与神不可分割，一双明亮的眼睛能看到世上的万事万物，本来就是一件不可思议而且神奇的事情，所以用精代神，观目可以测人之精神如何。因为人体所有精华（包含了阳气）汇聚的地方就是眼睛。肾脏的精华（阳气）汇聚于瞳仁，肝脏精华（阳气）汇聚于黑睛，心脏的精华（阳气）汇聚于目眦的血络，肺脏的精华（阳气）汇聚于白睛，脾脏的精华（阳气）汇聚于眼胞。因此，眼睛包裹了心、肝、脾、肺、肾五脏全部的精气（阳气），从眼睛就可以观人的神。古人说的"眉目传神""眼能传神"即是此意。从眼睛的光彩与否、眼珠的灵活转动与否、眼睛及周围组织鲜活与否，可以看出和判断出一个人的神气是否强弱盛衰。目是中医观神的一个重要窗口。

《素问·六节藏象论》说:"心者,生之本,神之变也。"心主神明。心又是阳气之大主,神归心,阳气与神同归于心,接受心为其之所大主。所以人的一切生命力象征、精神意识、聪明智慧,都是从心发出,心神泰然,阳气充足,则脏腑相安,各司其职,互相协调,百病不生。反之,心神涣散,阳气不足,则内外机能紊乱,生命堪虞。

90. 风药升阳

升即升提的意思。升阳，指升提下陷的阳气。

阳气下陷，现在一般指内脏下垂、直肠脱出、子宫下垂等表现为阳气不足者，主要用补中益气汤治疗。其实，阳气下陷导致的疾病，远远不止这些，譬如阳陷于下，不能升发引起的下利、泄泻、遗尿、滑精等；阳陷于阴，酿成坏症的麻黄升麻汤证，出现寸脉沉而迟，下部脉不至，手足厥逆，咽喉不利，唾脓血，泄利不止者；阳陷于人体体表三层，演变为痈肿、痤疮、斑疹者。总之，阳气下陷绝不止阳气虚这一种原因，因寒、因湿、因火、因热或误治失治，均可导致阳气下陷引发诸症。所以治疗阳气下陷，也须遵循辨证原则，寻其因而治之。阳气不足引起的下陷，可用补中益气汤；风寒引起的下陷，可用葛根汤；火热引起的下陷，可用清瘟败毒饮；风热引起的下陷，可用升麻葛根汤；湿热引起的下陷，可用葛根芩连汤；寒热虚实错杂引起的下陷，可用麻黄升麻汤；等等。虽然中医治疗阳气下陷的方法众多，但对阳气下陷必用风药升阳，则是一贯原则。

风药，即羌活、独活、荆芥、防风、升麻、葛根、藁本、苍术、柴胡、白芷、威灵仙、秦艽、麻黄、连翘、金银花、薄荷等轻扬上行、辛散升浮的中药，这些风药有一个共同特性，那就是都有能在体表三层开皮毛、走肌腠、通筋脉的作用；在内则可疏调肝气，升提脾气，达到散邪、燥湿、升阳、生精的目的。正因为风药具备这些功能，给阳气打开通道，才能使得阳气畅通运行，下陷之阳气才能通行无阻，上下贯通，内外出入无碍，下陷之窘境自然得解矣。

风药的起名及归类，是金元时期张元素结合《黄帝内经》关于气味厚薄的理论，即《素问·阴阳应象大论》"味厚者为阴，薄为阴之阳。气厚者为阳，薄为阳之阴。味厚则泄，薄则通。气薄则发泄，厚者发热……气味辛甘发散者为阳，酸苦涌泄者为阴"，取象比类而创立了药类法象之说，并在其所著《医学启源》中把具有"风升生"特点的药物称为风药。风药是依据气味之药象，结合功能而进行的分类，并非顾名思义单指治疗风邪治病的药物。其后，李东垣继承了张元素的学术思想，并把风药作为一个概念进行阐述，其在《内外伤辨惑论》中说："味之薄者，诸风药是也，此助春夏之升浮也。"遵此理论，李东垣遂在创立补中益气汤补阳气升阳气、外，还专门创立了升阳十七方，其方中用风药升阳，可以说是达到了极致，给后人治疗阳气下陷所致诸病留下了一笔宝贵的财富。

李东垣创立的升阳十七方，分别是升阳补气汤、升阳顺气汤、升阳汤、升阳滋血汤、补气升阳和中汤、升阳泻湿汤、升阳散火汤、升阳去热和血汤、升阳调经汤、调经升阳除湿汤、升阳除湿汤、升阳举经汤、升阳柴胡汤、升阳除湿防风汤、升阳益胃汤、补脾胃泻阴火升阳汤、益胃升阳汤等。这升阳十七方中分别选用了升麻、柴胡、羌活、独活、防风、藁本等风药升阳，使得这些原本治疗外感疾病的风药，经李东垣临证配伍，具有了鼓蕴升阳治疗内伤疾病的作用，扩大了风药的治疗范围。

风药升阳，用于阳气虚弱引起的下陷证，中风药的选用不宜过多，药量必须要轻，点到为止即可。若用在阳气实，即阳气不虚，只是被邪气捆绑一起下陷了，风药应用的数量则宜多宜重。如荆防败毒散逆流挽舟治疗阳气下陷之泄泻下利，几乎全是风药；葛根汤治疗风寒邪气使阳气由皮毛陷于肌腠、筋脉，则重用葛根、麻、桂风药升提阳气。

因为用风药升阳，风药基本上都是一些香、温、散、走、窜之品，故必须严格掌握风药的适应范围，特别是临床配伍需要认真讲究，如现代中医大家赵绍琴指出："凡组方之要，贵在灵动，尤其滋补之剂，最忌呆滞。若纯用补药，则少运化之力而难以取效矣。于补剂之中，稍加风药，则全方灵动，运化补益之方，非风药莫属。"赵氏这一说法，在临床中十分实用，其实质乃仿李东垣补中益气汤之意，其原理则是风药流动走窜，疏通阳气升降出入道路上的障碍，并能极大地激活阳气功能。

　　风药升阳，在临床应用极其广泛，但其辛香温燥之性，容易损耗人体的阴精、津液，引起了许多医家的高度注意。如朱丹溪在《局方发挥》中就痛贬了滥用风药的时弊，并提出"阳常有余，阴常不足"之说，特别是明清时期瘟疫流行，温病泛滥，吴又可、叶天士、吴鞠通等医家创立了瘟疫病学及温病学说，使得风药的运用大受限制。医学发展到今天，还有许多医者畏惧风药，临床处方动不动就是一派寒凉，保健身体倡导以六味地黄丸或枸杞子、熟地黄等常服，又产生了许多流弊。其实，中医的精髓在于辨证，辨证使用，方可克服流弊。

91. 柔剂养阳

柔，《说文解字》谓："柔，木曲直也。"意指看上去挺拔直立的树木，也可以弯曲之。这里指由多味甘缓性和的滋润补益之品组成的方剂，称为柔剂。

清代名医叶天士对柔剂情有独钟，将组成柔剂的药物分成温柔药和凉柔药。温柔药是指性味温润而不燥烈的肉苁蓉、枸杞、菟丝子、当归、沙苑子、补骨脂、锁阳等之属，凉柔药则指沙参、麦冬、玄参、石斛、玉竹、生地黄、洋参等性味甘凉滋润者。其说"济之以柔，亦和法也"，明确指出柔剂属于和法范畴。以叶天士为代表的清代温病学家给后世留下了许多凉性柔剂名方，如益胃汤、沙参麦冬汤、养胃汤、增液汤等，至今仍广为沿用。这其中原因除效果明显、组方精湛外，关键是说理清楚，一句话，就是补养阴液，没有任何旁议或节外生枝。唯独对柔药组成的柔剂，其说主要是"余以柔剂阳药，通奇脉不滞"或"辛温咸润，乃柔剂通药""柔剂通药，如苁蓉柏子肉桂当归之剂"等等，因语焉不详，所指模糊，从而给后人留下许多遐想空间。现代名医刘炳凡老先生明确指出"柔剂养阳"，常用于真阴枯竭、虚阳上越之垂危重证。这类患者遇风则眩，劳者口苦，口舌生疮，胸常有痰，目常赤涩，其辨证要点有五：一为发病缓慢，病势缠绵，病程较长；二为服寒凉之剂，其病加重；三为口渴不饮和喜热饮，口泛清涎；四为脉细弱和沉细；五为四肢末梢清冷。刘炳凡老先生提出以六味地黄丸加附子、菟丝子、牛膝、砂仁、炙甘草等药，组成柔剂，达到养阳的目的。

叶天士柔剂概念一出，后世医家就将许多阴阳双补的方剂列为柔剂养阳的范围，最明显的例子是将《金匮要略》肾气丸、《冯氏锦囊秘录》全真一气汤，甚至炙甘草汤、乌梅丸等名方都列入柔剂养阳的范围。殊不知，这样简单归纳既违背了叶天士提出柔剂的初衷，又不符合上述名方的本意。如果不能像刘炳凡老先生，明确提出柔剂养阳的治疗范围及临床适应指征，那么就容易给后人留下杜撰臆想之弊。

用温润药组成柔剂进行养阳，现代最成功的就是二仙汤。此方由温润而柔和的仙灵脾（淫羊藿）、仙茅、巴戟天、当归为主组成，知母、黄柏配合，男女见阴阳失调，表现为血压忽高忽低、怕冷怕热、久病难调、性情多变、失眠、心惊胆怯等许多疑难怪症，温阳补阳怕燥，滋阴泻火碍气，令许多医者临证束手，若从"阳生阴长""阳主阴从"观点入手，采用叶天士柔剂中用温润药的方法，组成柔剂养阳，效果非常显著。

二仙汤原是出自上海曙光医院的经验方，主治更年期高血压，后又应用于更年期综合征、精神分裂症、闭经、肾盂肾炎、神经衰弱、糖尿病等诸多功能紊乱者。此方最大的特点就是能够正确运用柔剂养阳。柔剂不同于补剂，柔等同于和，和等同生，如和气生财；养不同于补，补是直接给予，养则带有教怎么去做的意思，故柔剂养阳的实质是通过潜移默化的方式使阳气生长。

从二仙汤用仙灵脾来分析，我们知道仙灵脾又叫淫羊藿。原因是羊吃了它以后，能够增强交尾能力，使生殖生育能力强大，性冲动增多，增强繁殖能力。古人云西北有淫羊，日食此藿，交尾不绝。现代药理研究表明，温润药仙灵脾、巴戟天、仙茅等都能够促进性荷尔蒙的分泌，提高免疫力等，这在中医看来都具有助阳的效果，故历代医家将温润药用治阳痿、阴冷、闭经、性冷淡等。所以说温润药组成的柔剂，其养阳都是从肾这个阳气的根本入手，通过激发肾的分泌固密功能，达到养阳的目的。

92. 刚剂宣阳

刚剂与柔剂是相互对立并存的两个概念，就像阴阳一样是不可分割的。明白了柔剂，必然要懂刚剂，如此才能审察阴阳，执简驭繁。

刚剂概念的提出，《素问·阴阳应象大论》就有阐述："审其阴阳，以别柔刚。"《素问识》解释其说是："审病之阴阳，施药之柔刚，简按柔剂刚剂。"历代医家对刚剂的使用十分广泛，特别是《伤寒杂病论》中，可以说是登峰造极，只是没有明说而已，像理中汤、麻黄附子细辛汤、四逆汤、大半夏汤等等都是刚剂的代表方。所谓刚剂，其实就是由辛温香燥药组成的方剂。无论走表、温里、燥湿、散寒、化痰、行气，只要是具有宣通阳气功能的辛温药，都是组成刚剂的药品。至于金元时期倡导的风药，更是在刚剂范围内。

到了清代，刚剂宣阳之说才明确固定下来。比如张璐在《张氏医通》中说麻黄附子细辛汤为"开发肺气之刚剂"。周扬俊在《温热暑疫全书》中说："暑家本多汗，加之刚剂，脉洪数而汗甚。"《金匮玉函经二注》云："《灵枢》所谓阴阳俱不足，补阳则阴竭，补阴则阳脱，可将以甘药，不可饮以刚剂。"明确提出了刚剂的说法。喻嘉言更是直言，谓"刚药者，气味俱雄之药"，如肉桂、附子、黄连、麻黄、细辛、沉香、吴茱萸、苍术、丁香、广木香、枳壳、枳实、厚朴、川椒、草果、干姜、高良姜、川乌、草乌、槟榔、常山等，都在刚药范围内。

真正明确刚剂概念并明确刚剂具有宣阳作用的，还是叶天士。叶天士素喜名医喻嘉言之学，其在《临证指南医案·痢》云"辛温香燥皆刚",《临证指南医案·泄泻》又云"惟刚药可以宣阳驱浊",《临证指南医案·肿胀》云"治法初宜刚剂,俾阴浊不僭,阳乃复辟",明确指出了刚剂可以宣通阳气,教诲后世对刚剂的使用体会。

如针对喻嘉言"刚药变胃"说法,认为"刚药者气味俱雄之药,能变胃,而不受胃变者",指出刚剂宣通阳气,可以改变中焦湿热状态。叶天士则进一步指出:"盖通阳则浊阴不聚,守补恐中焦易钝。喻氏谓能变胃,而不受胃变。苟非纯刚之药,曷胜其任?"充分肯定了刚剂宣通阳气的作用。"凡脾肾为柔脏,可受刚药。心肝为刚脏,可受柔药,不可不知"。指出刚剂合脾肾之性,可以恢复脾肾阳气。同时又指出刚剂多辛温香燥之品,易劫伤阴液,故在用刚剂时必佐以柔药,谓"肝郁不舒,理进苦辛,佐以酸味者,恐其过刚也"。华岫云亦谓:"故先生急用大剂参附以回阳,恐纯刚难受,必佐阴药,以挽回万一。"刚柔并济,阴中有阳,阳中有阴,可谓万全之策。

叶天士在《临证指南医案》一书中,反复提出刚剂的概念及使用方法,确立了刚剂宣阳的学术地位及价值,使后来者有纲可循,有据可查。特别是同时代后来者,附和其论,更是牢牢确立了刚剂宣阳之论。如吴鞠通《温病条辨》说:"黄土汤……以刚药健脾而渗湿,柔药保肝肾之阴,而补丧失之血,刚柔相济,又立一法,以开学人门径。"王孟英《归砚录》说:"产后血虚按语戒用姜、附刚剂。"

刚剂宣阳之说,其概念的内涵和外延过于庞大,虽易于掌握,但在临床使用中,略显粗糙。譬如辛温解表剂、燥湿行气剂、温里散寒剂,甚至回阳救逆剂、温化痰饮剂、疏肝理气剂等都属刚剂范畴,这样很不利于医学的精细化、准确化发展。特别是人体阳气运动变化的多样化,其产生病证的复杂化,临床治疗的随机化,用刚剂宣阳来表述,已远不能适应医学的发展,故近现代已经不再采取这种概念来做说理工具了。但是我们在临证时,了解和掌握历史上曾有刚剂宣阳之说,对克服弊端,拓宽思路,优化治阳方案,还是很有裨益的。

93. 淡味通阳

淡味，指味不浓的意思。《素问·至真要大论》谓"淡味渗泄为阳"，渗泄是渗利排泄水湿的意思。淡味药能使水湿向下渗利排泄而出，其药性属于阳。

淡味能够通阳的观点，主要得益于叶天士在《外感温热篇》中所说："通阳不在温，而在利小便。"淡味药普遍有渗利小便的作用，小便通利，三焦膀胱等阳气、水液通道畅通，邪有出路，阳气得以运行无碍，阳气自然通畅无阻矣。

淡味通阳，主要用于湿热蕴遏或痰饮内盛或水气为患所致诸症。此时用辛温燥湿之品恐更耗阳气，非淡味药渗利小便以通阳气不可。

故《黄帝内经》云"淡味渗泄为阳"之说，不单指淡味药性属阳，而且寓有使阳气通畅的意思。如果说同为属阳性的辛甘发散药，主要是为上焦和人体体表三层的阳气郁遏而设，那么淡味药则主要为中下焦的水与阳气运行障碍而定。淡味通阳，通过利小便使阳气畅通，与大黄通过排大便使阳气畅利，还有通过用麻、桂开体表使阳气通畅，这三法可以说是中医别开生面的开门驱寇、通利阳气的三门大法，临床非常实用。

淡味中药主要包括茯苓、泽泻、猪苓、白术、薏苡仁、莲子、芡实、瞿麦、淡竹叶、车前草、白茅根等一系列中药，甚至日常生活中的米、谷、白木耳、燕窝、山药、菱角等亦属淡味之品。可见淡味涵盖之广。淡味的作用是渗，而不是泻。泻是一种狂风暴雨式的攻击方法，甚至带有一种破坏性的重建方式；而渗，则是渗透，通过潜移默化、春风细雨润物无声的同化方法，使人体阳气功能恢复。所以我们在临床上治疗慢性肾炎、糖尿病肾病、高血压肾病等一些长期慢性病患者，多主张让患者吃一些清淡的中药。

淡味，在生活中的解释，又叫粗茶淡饭。大家可别小看了平时的淡味，也就是我们常说的粗茶淡饭，中华民族之所以能够源远流长，全靠淡味养生。近年来，随着生活水平的提高，人们在饱尝肥甘油腻饮食之苦，特别是高血压、高血脂、高血糖、高尿酸、心脑血管病、肿瘤高发，大众已逐渐认识到清淡饮食才是养生王道，平平淡淡才是真。东晋葛洪指出"五味入口，不欲偏多，故酸多伤脾，苦多伤肺，辛多伤肝，咸多伤心，甘多伤肾"。唯独对淡味，因其平和清淡，没有五味偏嗜之害，能保人体健康长久。

其实对淡味养生，历代医家都十分重视。唐代大医学家孙思邈曾指出："每学淡食，不欲脯肉盈盆，五味杂陈。"清代美食家李渔也说："馔之美，在于清淡，可使人神爽、气清、胃畅、少病，五味之于五脏各有所宜。"故淡味一直为众医家所推荐。至于淡味，除有渗泄通阳作用外，还可通腑，利消化。如朱丹溪《食色绅言》称："淡有醒脾开胃，清虚肠腑之功。"即使医圣张仲景在《伤寒杂病论》中，对外感发热及久病大病初愈者，也常交代多喝稀粥或米汤，其意就是取淡味以通阳气，使阳气能够生发之意。

用淡味药组成有通阳利水之功的最有名的方剂就是张仲景所创的五苓散。该方采用清淡的茯苓、白术、泽泻、猪苓为主药组方，用于治疗阳气气化不利所致蓄水诸症，效果明显，被赞誉为千古通阳利水第一方。到了清代，以淡味利小便通阳，达到治疗湿热蕴蒸所致诸症，至今沿用。

94. 虫体补阳、虫性行阳的虫类药

虫类药与动物类中药不同，虫类药主要是指昆虫、软体动物类、肢节动物类及一些小型爬行类脊椎动物。虫类药首见于《神农本草经》，该书载药365种，记录了全蝎、水蛭、僵蚕、蝼蛄、蚯蚓、蜂房、蛇蜕、斑蝥、鼠妇等虫类药的产地、性质、采集时间、入药部位和主治病症。医圣张仲景更是具体地将虫类药运用于内妇外科等疾病的治疗，在《伤寒杂病论》中创立了以虫类药为主的抵当汤（丸）、大黄䗪虫丸、下瘀血汤等著名方剂。这些以虫类药为主的方剂，因为组方严谨，药简力专，效果明显，沿用至今。至于后世医家，特别是近现代，对虫类药的应用更是异军突起，广泛地运用于肿瘤、类风湿性关节炎、肝病、肾病、心脑血管病、皮肤病等各个系统的疑难顽症，取得了良好的效果。江苏南通名老中医朱良春老先生，更是虫类药临床应用大家，在应用虫类药治疗疑难杂症方面积累了非常丰富的经验，见解独到，疗效卓著，堪称国内第一人。

虫类药因为能走、能飞、能窜、能钻，灵活迅速，有的来无影去无踪，像一阵风似的，古人就想象到虫类药可以息风、活血、搜剔。特别是有的虫类药有毒，人被咬了一口，毒性反应非常强烈，遂被认为可以以毒攻毒，用于人体浊毒蕴滞的疮疡、积癖、癥瘕等病。

虫类药多数有毒，被《中华人民共和国药典》列为剧毒或毒药，在《神农本草经》中列为中、下品，并强调"不要久服"，盲目、过量、长期用药及过敏体质者，会出现许多严重的不良反应。特别是斑蝥、红娘子等，即使是外用，也会出现局部皮肤潮红灼热、水疱和溃疡，宜谨慎用

之。斑蝥含有的斑蝥素，常可导致心力衰竭、出血病证，口服更宜谨慎。虫类药虽然说部分有毒，对胃黏膜的刺激也大，但大部分的虫类药对人体的身体还是很有益处的，况且它不同于植物药，为动物类，属于血肉有情之品。它和人体的脏腑组织结构有类似的地方，和人体的体质比较接近，有利于被吸收利用，所以医者遇到难以见效的疑难顽症，还是十分喜欢用虫类药的。

虫类药的临床运用，虽然自仲景以降，历代都有表述，如《千金要方》《普济本事方》等记载颇丰，但真正将虫类药的运用提高到理论认识的高度，还是清代名医叶天士。叶氏说"初病在经在气，久则血伤入络"，第一次提出络病理论，认为久病入络，则气血呆钝，瘀血痰浊，溷处其间，草木不能建功，故必借虫蚁入络搜剔络内久踞之邪，使"血无凝着，气可宣通"，为虫类药治疗癥瘕、积聚、久痹、单腹胀等顽症重症，提供了理论依据。叶氏于临床中认真总结了虫类药的药性功用，认为飞者升，走者降，有血者入血，无血者走气。飞者如虻虫，走者如水蛭，无血者如山甲、九香虫，有血者如蜈蚣、土鳖虫等，并主张见证之虚实、寒热、润燥不同而配伍。这些为括清虫类药的不同药性，提供了宝贵的理论经验财富。同时，为了缓解虫类药的峻猛刺激之气，叶氏主张"新邪宜速散，宿疾宜缓攻""凡虫蚁皆攻"，故多将虫类药入丸剂，缓缓徐图见效。

虫类药因形态丑陋，作用多峻烈，人被叮咬多有毒，故多被认作是祛邪伤正之品，其功能一般认为是破血消癥、通络搜风。其实虫类药中亦有公认是补益之品的，如蛤蚧、海龙、海马、海参、桑螵蛸之类。余以为，凡属血肉有情之品，则都有补益作用。虫类药经灭活、漂洗、去除内脏、烘干炮制，方能入药，其毒性早已解除，故探讨虫类药的作用，宜从虫体虫性入手，方能全面了解虫类药的功能及适应范围。

（1）虫类药的虫体都有补阳作用

凡属虫类，均以见动为长，动为阳，故虫类药的虫体都有补阳作用。在我国云南西双版纳地区，当地居民世代均有以竹虫、蚂蚱、蚂蚁卵甚至蚂蟥作日常饮食的习惯，吃了后身体矫健，气力倍增，面色红润，还可预防当地的湿热瘴气侵害，究其理，还是补足了阳气，因为只有阳气才能有这些功能。我国有些地区以全蝎作为美味菜肴，并把全蝎作为预防关节痛的保健品用；还有些地区则有夏天吃蛇的习惯，可以预防夏季炎热引起的痱子、疮痈；至于蚕蛹油炸当作花生米吃，其目的均是为了补阳。只有阳气足了，才能增强机体的防御能力，寒热暑湿邪气不致外侵。在临床药用上，朱良春老先生非常有经验："蜈蚣粉内服治疗骨结核时，两周后首先饮食增加，面色转红，续服之，体重精神均增长。由此证明，蜈蚣不但无毒性，尚有增强体质的作用。"我们在临床上曾广泛将全蝎、蜈蚣、水蛭、白花蛇、乌梢蛇、地龙、土鳖虫、蚂蚁、僵蚕、壁虎等药制成十虫散，治疗肾病、肝病、痹证、癫痫、面瘫、头痛、皮肤病等多种疑难杂症，服后患者全身症状均如朱良春老先生所言。虫类药的虫体均含高质量的蛋白质，补阳作用是十分明显的。

（2）虫类药的虫性是行阳的

虫类的走窜钻飞降爬之性，决定了虫类药是一类运动药。虫类药的天然血肉之体与人体脏腑经络筋脉相合，决定了其能够在人体内畅行无阻，可以通畅十二经脉，疏通筋脉关节，搜剔痰瘀滞邪。虫类药的虫体可以补阳，但虫性是飞升走窜爬钻的，故虫类药在补阳的同时还可以行阳。正因为虫类药有这种独特的攻补兼施功能，所以临床工作中，凡遇到中风后遗症、颈腰椎间盘突出、子宫肌瘤、癌症等需要通畅阳气通道，排除体内经络痰瘀堵塞时，一般都会大量使用虫类药。即使阳气大亏，瘀堵宗筋所致的阳痿，也采用露蜂房、雄蚕蛾、大蜻蜓、全蝎、蜈蚣、蚂蚁等纯虫类药组方，使患者阳气恢复，痿废得立。可以说虫类药有完美的补阳和行阳作用。

95. 人体生理病理的所有秘密都在阳气上

学中医，人们学了几千年，学来学去，发现其实中医很简单，它只有两个字：阴阳。《黄帝内经》一百六十二篇中有一百四十多篇是谈阴阳的，整部书中涉及阴阳构成的词语达三千多个，可以说离开了阴阳就没有中医理论。阴阳学说是中医理论的核心，是用来解释人体生理、病理、诊断、治疗用药等规律的学说。所以，张景岳在《景岳全书·传忠录》中说："医道虽繁，而可以一言蔽之者，曰阴阳而已。"

大凡读过几年书的人，都有一种共同的感觉：天下的书是越读越薄。初次接触一门学科时，有一大堆书需要读，但读过几年之后，书堆会越来越小。如果谁能很精确地将一门学科总结成薄薄的两页纸，那他肯定是专家；如果谁能将一门学科总结成两句话，那么他肯定是一代宗师；如果谁能将一生所学总结出一句话，那肯定是圣人。写下"阴阳"这两个字的人，无疑是宗师、是圣人。而我们则像一只老实的鹦鹉，几千年来并没有搞清楚这两个字的含义。我们一直将阴阳相提并论，一直将阴阳用于分类，一直将阴阳相互割裂，一直将阴阳视为哲学，从而忽视了阴阳是一个相互整体，属于血肉相连、浑然一体、你中有我、我中有你的一种人体基本的原始物质。阴阳浑然一体的人体基本物质是什么呢？那就是阳气细胞。阳主阴从，阳生阴长，阳杀阴藏，阳气若天与日，阴阳所有的秘密都是在阳上。也就是说，人体生理病理的秘密都在阳气上。

《黄帝内经》中有两句耳熟能详的话——"阴平阳秘，精神乃治""凡阴阳之要，阳密乃固"。

作为外表的身体，体内的皮毛、肌腠、筋骨、五脏六腑以及精、津、血等，只要处于不高不矮、不胖不瘦、不快不慢、不多不少、匀称协调等平和状态，一般是没有什么秘密可言的，所以用一个"平"字来表达，恰如其分。可古圣贤对人体阳气的论述就不一样了，一个阳后面用"秘"字，一个阳后面用"密"，连起来就是"秘密"两字。这里面到底有什么秘密不可言的呢？或者说，又有什么说不出来的秘密呢？

　　看看我们现在是怎么解释的吧。中医基础理论是这样说的：就生命物质的结构和功能而言，则生命物质为阴精，生命机能为阳气。其运动转化过程则是阳化气、阴成形。生命就是生命形体的气化活动。气化运动的本质就是阴精与阳气、化气与成形的矛盾运动，即阴阳的对立统一。阴阳在对立斗争中取得了统一，维持着动态平衡状态，即所谓"阴平阳秘"，机体才能进行正常的生命活动。有斗争就要有胜负，如果阴阳的对立斗争激化，动态平衡被打破，出现阴阳胜负，阴阳失调，就会导致疾病的发生。

　　这样的解释，纯粹是一个普通意义上的哲学观点，没有一点个性特色，更与人体生理病理相差甚远，完全是对中医经典的悖读，对揭开和发现人体的生理病理奥秘没有一点帮助。

　　自古至今，秘密就是秘密，至今仍是不为人知，有所隐蔽、隐秘深奥的意思。漫说科技不发达的古代，就是放在科技昌明的现代，我们人类对宇宙天体、对地壳地幔（甚至地球深处）、对人体的生理病理现象等，仍有许多没有发现的地方。古人已经敏锐地认识到了天、地与人的关系，认为"天人相应"，这已经是一个伟大的发现了。至于宇宙中除了已知的阳光、氧气、水分子，我们古人叫清气，能够涵养人体，那么浩瀚无穷的宇宙中的暗物质暗能量、人体阳气细胞中的道物质到底是怎样进入人体？人体阳气细胞中到底有多少含量？阳气接受了这些物质后，到底是怎样发挥作用的？恐怕至今仍是个秘密。正是因为人体阳气有这么多的秘密，而人体阳气是维持生理，产生疾病的关键因素，所以才使得古中医们一直自觉或不自觉地在"气"上做文章，中医也因此经久不衰，薪火传承至今。

　　古圣贤用"秘密"两字形容阳气，给我们后世来者指明了一条非常清晰的揭开人体生理病理奥秘之路。如果我们后世来者尊古不化，泥古不开，不理解古圣贤已经给我们指出从"阳气"这个"道"着手去破解人体生理病理的秘密，那么，真的是要愧对古圣贤对我们的点化、开悟了。

正因为人体阳气有这么多难解的秘密，所以自《黄帝内经》以来，对人体阳气的说法众多，命名也不一样，有真气、元气、肝气、肾气、中气、宗气、卫气、经气等几十种之多，如果我们没有定力，光是看这些古人的书，估计是一辈子都看不完。别说创新，光是继承可能都够呛。中医理论体系实质上就是论述阳气的理论体系，抓住古圣贤给我们指出的这个光明大道，那么中医要好学很多，也就有许多精力和时间去发现阳气在人体生理病理过程中秘密。相对而言，人体实实在在存在的阴性物质，没有什么秘密可言，我们好学好理解，也没有什么好争论的。

正因为古圣贤也没有发现人体阳气的真正秘密，才用带有遗憾的说法，让我们后世来者去领悟、去发现。即使这样，古圣贤还是用他们的聪明才智给后世来者指出人体生理病理的秘密全在"阳气"这个"道"上，可惜后世医者不理解古圣贤们的苦心，认为"中医不传之秘在药量上"，多把人生有限的精力和时间放在对"术"的追求上，结果本末倒置，把一个好端端的中医搞成经验医，甚至为了一己私利卖弄玄乎，搞成江湖医，这是一件多么令人十分痛心的事呀！

大道至简，每一个时代有每一个时代的要求，《黄帝内经》已经完成了其时代的要求。时代的车轮滚滚向前，顺势者昌，逆势者亡。中医的道是阳气，按照阳气这个道走下去，用现代科技这个利器去解开阳气这个秘密，才能跟上时代的步伐，不会落后于时代的发展，中医才能不被时代所抛弃。

孔子曰："知之为知之，不知为不知，是知也。"请事斯语。

POSTSCRIPT 后 记

  一直以来，面对中医的种种质疑，我一直在思考中医究竟该如何发展才能适应时代，才能更好地传播，才能让更多的普通大众受益。现代科学技术的迅猛发展，让我从中感受到了中医发展的契机。

  中医最大的问题在于其物质性，一直被认为是经验医学。《阳气新论》这本书就是在这种背景下写成的。本书首先明确指出阳气是有物质基础，就如心钠素的发现证实了心主神志的物质属性；然后本书最大的创新就是提出了阳气细胞这一实质性的结构，直接驳斥了中医伪科学之称；接下来提出崭新的中医心学，心作为一个大的阳气细胞，主大阳气，这与王阳明等的心学截然不同，中医心学是有物质基础的；最后论述了阳气细胞的两个活性成分——道物质以及德物质，这都是实实在在的物质，随着科学的发展，德物质以及道物质就如心钠素一样被找到，《阳气新论》里提到的有关阳气细胞的问题就迎刃而解了。

  在本书的编写过程中，得到了门人张运萍、文辉、赵义、张炜华、张耀庭、姚晓文、文奕、林俊、李月岚、欧阳群、欧阳智祥等的帮助，谨致谢忱！

林家坤 壬寅年仲春